看護
クリニカルラダー
レベル到達のための
学習ガイドブック

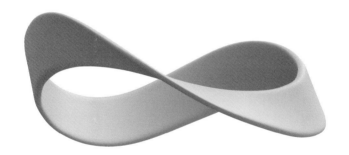

上尾中央医科グループ協議会看護本部看護教育部 編集

中央法規

はじめに

　上尾中央医科グループ（AMG）は，1964（昭和39）年12月1日，埼玉県上尾市の地に病院を開設以来，現在では関東一円に，28病院・22老人保健施設（福祉施設）・その他11クリニックなどを開設し，地域住民の医療・介護・福祉のために，「愛し愛される病院・施設」を理念に運営を行っています。現在，総職員数は約19,000人を数え，看護部においてもその約半数を占める9,000人超えの職員が在籍しています。グループの理念にふさわしい職員を育成することは財産であるという考えから，職員教育は開設当初より力が注がれています。

　さて，看護部において，職員教育の骨子となる「AMGキャリアラダーシステム」は，2017（平成29）年に初版，2020（令和2）年に第2版を発行し，現在職員教育に活用されています。もともと成り立ちの異なる各施設の教育を1つにまとめることは，相当の苦労があったことと思いますが，同じグループ内の看護・介護職のためにと，看護本部・看護教育部（旧：看護局・教育部）が中心となり取り組まれた賜物です。その成果により，現在では，病院・施設間でのレベルの差をなくすことや自施設では実施できない研修を他の施設の協力を得て習得することができるなどの仕組みづくりにもつながりました。また，共通のレベルを示すことになり，転勤をする際にも引き継ぐこともできています。つまり，自己の段階をラダーバッジで示すことにより，自身の成長の誇りにもつながっているのでないかと感じています。

　2020年1月にわが国でも発症が確認された新型コロナ感染は，姿を変え現在も猛威を振っています。そして，その影響はさまざまなところに出ている中ではありますが，医療を必要とする方への私たちの仕事は続いています。そして，新しく仲間になる新人さんをどのように教育できるかが，現任の重要な役割と考え，集合研修でなければできないと思っていた教育方法も，各自が視聴できる動画を作成・活用できる仕組みをつくり，臨床現場ではOJT研修の充実などの工夫を行い，「このようなときだからこそ」と，教育のスタイルを見直し，質の低下にならないような教育の仕組みを備えてきました。そして，さらなる取り組みとして，新人さんがいつも手元に置いておき，活用できるように本書『看護クリニカルラダーレベル到達のための学習ガイドブック』を発行するに至り，いつでもどこでも自分自身で基本的な看護技術をチェックすることができるように活用していただきたいと願っています。

　新人看護師の皆さんにとっては，学校で学んできた看護技術と，臨床で求められる看護技術との開きによる戸惑いを感じているという声も耳にします。AMGでは，臨床で行っている看護技術が習得しやすいよう身近に置いて，活用いただけたら幸いです。

　皆さんの一人ひとりの成長を期待しております。

2022年2月　　　　上尾中央医科グループ協議会看護本部　看護局長　林　勝枝

Ⅱ部　ケアする力

Ⓐ ケアの改善

Ⓑ ケアの提供

Ⓗ 救命救急

Ⅲ部 協働する力

Ⓐ チームでの協働

Ⓑ コミュニケーション

Ⅳ部　意思決定を支える力

A 意思決定支援

B 倫理

C 看取り

Ⅴ部　組織的役割遂行能力

A 目標管理

資料編　看護クリニカルラダーレベル 到達のための学習内容

本書の構成と使用方法

1 本書の特徴

　本書は，上尾中央医科グループ（以下，AMG）で作成した「AMG キャリアラダーシステム」の中に掲載している，「看護クリニカルラダーレベル到達のための学習内容」*に準じており，自己学習を進める際に学習ガイドブックとして活用できるように構成いたしました。ここで示した「看護クリニカルラダーレベル到達のための学習内容」は，2017年に日本看護協会（JNA）から公表されたものを参考に，一部 AMG が求める人財育成に必要な項目を追加して構築したものです。さらに，技術的な内容に関しては，厚生労働省が2014年に公表し努力義務化された「新人看護職員研修ガイドライン改訂版」にも準拠しており，幅広く活用できる構成となっています。

> ＊クリニカルラダーレベルⅠ～すべてのレベルに，「ニーズをとらえる力」・「ケアする力」・「協働する力」・「意思決定を支える力」の４つの力に加え，AMG で独自に追加した「組織役割遂行能力」と「教育・研究能力」を合わせた「６つの力」を設定し，各々のレベル獲得に必要な「知識の例」と「実践（OJT）」で構成しました。

2 使用方法

　本書は，看護クリニカルラダーレベルごとに，〔知識の例〕と〔実践（OJT）〕で構成されています（図1・2）。２つとも，まず「学習内容」を示しました。

　そのうえで〔知識の例〕では，看護実践に必要な知識が，〔実践（OJT）〕では，看護を実践するために欠かすことのできない知識や技術に関する内容が掲載されています。特に，〔実践（OJT）〕では，レベルⅠナース（主に新人ナース）が学習するために必要な「学習ポイント」や，レベルⅡ・Ⅲナース（指導ナース）がレベルⅠナース（主に新人ナース）を指導する際に必要となる「指導ポイント」を掲載しました。

　また，【新人看護職員研修ガイドラインにおける技術】の〔知識の例〕の本文中に，〔ミニ実践（OJT）〕（図3）と明記されている箇所がありますが，これは，〔実践（OJT）〕で示されている内容とは区別しています。看護を実践する際の留意点や，看護の方向性や視点の広がりを助ける内容を掲載しています。基礎教育で身につけた看護技術に，臨床の場で実際に用いられている知識や技術を積み重ねることが目的です。レベルⅡ・Ⅲナース（指導ナース）には，〔ミニ実践（OJT）〕の内容について解説を加えていただきながら，レベルⅠナース（主に新人ナース）と，看護の場面を共有する機会を作ることによって，看護実践の経験を積み重ねていけるように関わっていただきたいと考えています。

図1

知識の例

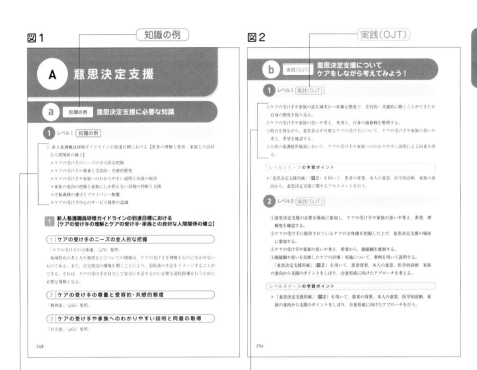

図2

実践（OJT）

学習内容

図3

ミニ実践（OJT）

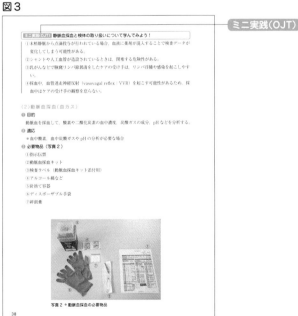

写真2・動脈血採血の必要物品

1 クリニカルラダーレベル I ナースが使用する場合

「看護クリニカルラダーレベル到達のための学習ガイドブック」を参照し，主体的に，そして計画的に自己学習を進めてください。看護実践に必要な基礎知識 知識の例 を理解し，その上で 実践(OJT) 欄に掲載されている「レベル I ナースの学習ポイント」に沿って，先輩ナースの指導を受けながら看護の経験を重ねることで，実践力を身につけられるようになっています。

本書は，レベル I ナース（主に新人ナース）が自己学習する際のガイドブックとして活用できるように構成していますので，自身の得意・不得意な分野を明確にしながら自己学習を進めてください。

2 クリニカルラダーレベル II・III ナースが使用する場合（図4）

レベル I ナース（主に新人ナース）の指導に携わるレベル II・III ナース（指導ナース）が，指導を進める際に参考となるように，指導を行う上で必要な「レベル II・III ナースの指導ポイント」を加えています。

レベル II・III ナース（指導ナース）は，レベル I ナース（主に新人ナース）が学習している内容を把握しつつ，自らが指導者としてどのようにかかわる必要があるかというヒントを得ることができますので，指導方法を学習するためのガイドブックとしても活用していただけます。

図4

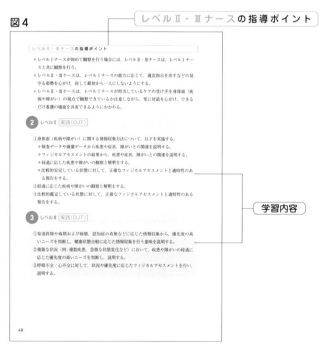

3 | クリニカルラダーレベルⅣ・Ⅴナースが活用する場合

本書は主に，レベルⅠナース（主に新人ナース），レベルⅡ・Ⅲナース（指導ナース）が使用することを想定した構成になっていますが，レベルⅣ・Ⅴナースが使用する場合には，実践(OJT)にある「指導ポイント」を参考に，特に，レベルⅡ・Ⅲナース（指導ナース）の育成を目的に活用していただきたいと考えています。

4 | 各異常に関連する症状とその原因のフローチャート

Ⅰ部「ニーズをとらえる力」のⒶ「身体面（疾病や障がい）」（p2参照）の中で，呼吸の異常，循環の異常，消化・吸収の異常，意識障害，体温の異常に関して，各異常に関連する症状とその原因をフローチャート形式で掲載しています。これは，学生時代に取り組む関連図とは少し趣が違い，各々の症状が発生した場合に，看護師が「何を考えながら観察を進めているのか？」ということを明確にするためのものです。

異常な症状が発生した際，まずは，その原因となる可能性のある疾患を念頭に置きながら，観察していきます。このように考えることで，病態の理解が深まると同時に，ケアの方向性を考えるヒントを得ることができます。

さらに，図内の「ワンポイントアドバイス」では，症状に伴う苦痛を軽減するためのケアのポイントや，状態の変化を見逃さないための観察ポイント，今後の状態変化に備えた看護師の行動のヒントなどを，臨床ナースの視点から掲載しています。新人ナースとして，「異常な症状をキャッチしたとき，そこから何を推測し，行動を起こせばいいのか？」という視点を明確にできるよう作成しました。

5 | 「新人看護職員研修ガイドラインにおける技術」について

Ⅰ部「ニーズをとらえる力」のⒶ「身体面（疾病や障がい）」と，Ⅱ部「ケアする力」のⒷ「ケアの提供」にある「新人看護職員研修ガイドラインにおける技術」（以下参照）について，基本的な内容は，看護技術チェックリスト（厚生労働省）を参考に構成し，そこに現在，病院で使用している看護基準・手順等に準じ柔軟に加筆・修正ができるように，スタンダードな内容（①目的，②適応，③必要物品，④手順）にとどめています。本文中にある「③必要物品」は，AMG内で使用する頻度の高いものを可能な範囲で選択しています。

● 【新人看護職員研修ガイドラインにおける技術】のリスト

Ⅰ部　ニーズをとらえる力「身体面（疾病や障がい）」

　　　新人看護職員研修ガイドラインにおける【症状・生体機能管理技術】

Ⅱ部　ケアする力「ケアの提供」

　　　新人看護職員研修ガイドラインにおける【環境調整技術】

　　　新人看護職員研修ガイドラインにおける【食事援助技術】

新人看護職員研修ガイドラインにおける【排泄援助技術】

新人看護職員研修ガイドラインにおける【活動・休息援助技術】

新人看護職員研修ガイドラインにおける【清潔・衣生活援助技術】

新人看護職員研修ガイドラインにおける【呼吸・循環を整える技術】

新人看護職員研修ガイドラインにおける【創傷管理技術】

新人看護職員研修ガイドラインにおける【与薬の技術】

新人看護職員研修ガイドラインにおける【苦痛の緩和・安楽確保の技術】

③ 本書の構成

「AMG 看護クリニカルラダー」では，看護実践能力（ニーズをとらえる力・ケアする力・協働する力・意思決定を支える力）に加え，看護職としてのあるべき姿をもとに，**「組織役割遂行能力（目標管理・メンタルヘルス）」**と，**「教育・研究能力（継続教育・看護研究）」**を AMG 独自の項目として追加しています。

「組織役割遂行能力」や「教育・研究能力」は，看護実践能力とは直結していないと思われがちな能力ですが，AMG 組織としては重要な観点であると考え，クリニカルラダーの運用当初から重要な柱として位置づけてきました。

組織役割遂行能力の「目標管理」では，組織の理念をふまえた上で，そこに個人目標をいかにコミットさせていくのかという点を，ラダーレベルに応じて考えることができるように構築しています。また，「メンタルヘルス」では，セルフケアの方法はもちろん，組織の中で重要となるラインケアの考え方や，メンタル不全者への対応・ハラスメント対策など，自己管理にかかわる知識だけでなく，組織で必要となるストレスマネジメントについて，ラダーレベルに応じて学べるようになっています。

さらに，教育・研究能力の「継続教育」では，新人看護職員研修制度を理解した上で，ラダーレベルに応じた教育環境を提供することの大切さを理解し，指導者自らが学習者であるという意識がもてるような内容となっています。また，「看護研究」では，論理的思考を身に付けるための過程を，ラダーレベルに応じて習得できるようになっています。看護研究に取り組むことの意義を理解し，そのプロセスを大切にしながら，主体的に看護研究に取り組めるように内容を吟味しています。看護研究に興味をもつことで，問題解決思考を習得するきっかけにして欲しいと思っています。

ニーズをとらえる力

A 身体面（疾病や障がい）

a 知識の例 身体面（疾病や障がい）にかかわる援助技術

1 レベルⅠ 知識の例

1 呼吸器系・循環器系・消化器系・中枢神経系の解剖生理とフィジカルアセスメント技術

1 | 呼吸器系の解剖生理

（1）胸郭の骨・呼吸筋の解剖

● 胸郭は，胸骨，第1～12胸椎，第1～12肋骨から構成されている。

● 剣状突起と肋骨弓の内側，上部腰椎から起始するのが横隔膜であり，胸腔と胸膜の境になっている（**図1**）。

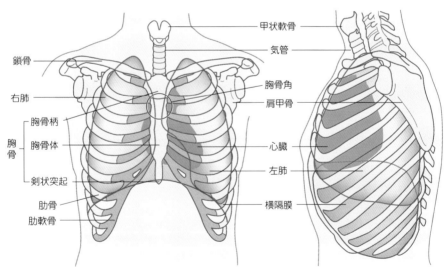

図1 ● 呼吸器系の解剖（骨格など）

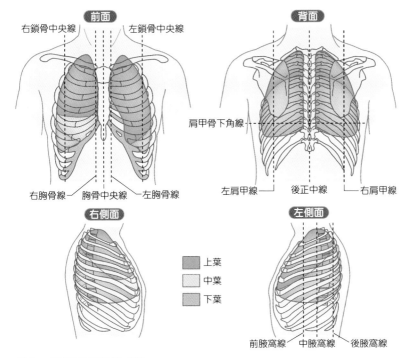

図2 ● 呼吸器系の解剖（肺）

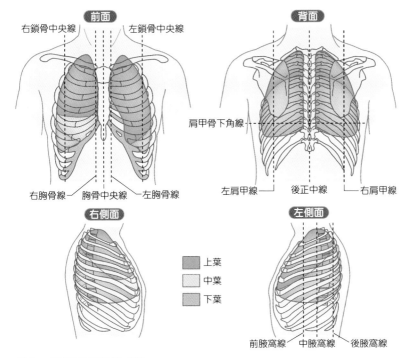

- 肺実質は，右肺が上葉，中葉，下葉の3葉に分かれ，左肺は上葉，下葉の2葉に分かれている。左右の肺は肺区域を有し，左肺は8肺区域，右肺は10肺区域となっている（図2）。

（2）気管・気管支・肺胞の解剖

- 気管は，鼻腔，口腔，咽頭，喉頭を上気道，気管，気管支，細気管支を下気道と呼ぶ。
- 気管は約10〜12cmの長さで左右に分岐し，気管分岐部での分岐角度は，左45°，右25°となっている。右気管支は左気管支に比べ分岐角度が小さく短く太いため，誤嚥すると右気管支に入りやすい（図3）。
- 気管は第4〜6胸椎の高さで左右の気管支に分かれ，さらに分岐して主気管支，細気管支，終末気管支となって，呼吸細気管支，肺胞嚢，肺胞に達する（図4）。

（3）呼吸の調節機能

- 呼吸は，延髄の呼吸中枢によって呼吸数やリズムなどの調整が行われている。
- 呼吸運動は，横隔膜と肋間筋などの働きにより，胸郭が可動することで行われる。横隔膜が動くと胸郭が上下に動き，肋間筋が動くと胸郭は前後左右に動く。
- 呼吸運動には，横隔膜の働きで胸郭を動かす腹式呼吸と，肋間筋の働きで胸郭を動かす胸式呼吸とがある。通常は，両方の働きによって行われる胸腹式呼吸が多い。

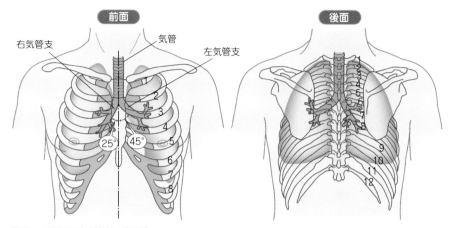

図3 ● 呼吸器系の解剖（気管）

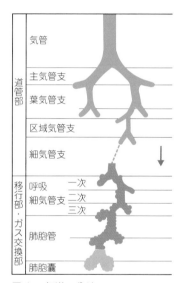

図4 ● 気道の分岐

- 呼吸困難がある場合には，換気量増大時の呼吸活動に関与し呼吸運動を支える補助呼吸筋が動員され，努力呼吸となる。

（4）呼吸数の正常値と呼吸パターン

- 頻呼吸：発熱や疼痛などの身体的苦痛やストレス，パニックなど，精神的苦痛に伴ってみられる場合がある。
- 過換気：酸素の過剰摂取と二酸化炭素の過剰排出により，手指の独特なこわばり，末梢のしびれを伴う。

表1 ● 呼吸回数（成人）

正常	1分間に12〜20回
異常	頻呼吸：1分間に25回以上
	徐呼吸：1分間に9回以下

表2 ● 呼吸パターン

呼吸パターン			特徴	主な疾患・症状
正常				
異常	過呼吸			
	クスマウル呼吸		深大性のゆっくりとした呼吸が発作性に出現する。	糖尿病性ケトアシドーシス
	チェーン・ストークス呼吸		呼吸の深さが周期的に変化。数秒〜数十秒の無呼吸のあと、浅表性呼吸から徐々に深大性の呼吸になり、また浅表性呼吸、無呼吸となる。	脳内出血や脳腫瘍などの頭蓋内圧亢進、尿毒症など
	ビオー呼吸		深大性かつ速拍な呼吸が見られたかと思うと、突然呼吸停止する。規則性はない。	脳腫瘍、頭部外傷など
	失調性呼吸、鼻翼呼吸、下顎呼吸など		鼻翼呼吸：鼻腔を広げ、咽頭を下げるような呼吸。	重篤な呼吸障害
			下顎呼吸：口腔や下顎を必死に広げて呼吸する。	死亡直前、重篤患者の呼吸停止直前

● 徐呼吸：頭蓋内圧亢進や麻酔薬使用時、重症者の呼吸停止直前や死亡直前にみられる場合がある。呼吸の深さは変わらず、呼吸回数が減少しているため、低酸素血症となり生命の危機的状態に陥る場合がある（**表1・2**）。

（5）肺循環と体循環[1]（図5）

　心臓は，自動的な電気的刺激による心筋の伸縮と，それに伴う4つの弁の開閉により，休むことなく体内の血液を循環させている。体内での血液循環は，心臓を中心に体循環（大循環）と，肺循環（小循環）に分かれている。

❶ 体循環

　左心室の収縮によって駆出された動脈血（酸素や栄養分を豊富に含んだ血液）は，大動脈弓で脳に向かう動脈と，四肢および腹部に向かう動脈に分かれ，肺以外の全身各組織に送られ，各臓器や組織に酸素と栄養素を供給している。そして，各臓器から産成された代謝産物を含む静脈血（酸素や栄養分に乏しい炭酸ガスを多く含んだ血液）が，毛細血管や静脈を通り右心房に戻る。

❷ 肺循環

　体循環によって回収された静脈血を，右心系では右心房・右心室から肺へと送り，肺胞で炭酸ガスを放出し，酸素を受け取り，動脈血を左心房に回収する。

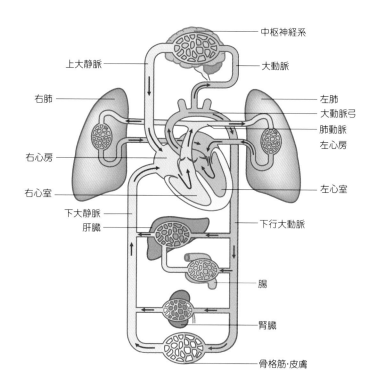

図5 ● 体（大）循環と肺（小）循環

（6）呼吸の異常があるケアの受け手のアセスメント

　呼吸の異常に関連する症状とその原因を**図6**に示す。

コラム　新人ナースの最大の武器は何？

　看護師として，はじめて就職した新人ナースの皆さんは，先輩ナースの動きに圧倒され，自分との動きの違いを目の当たりにして，自信をなくしてしまうこともあるかもしれません。特に，1年目の新人ナースと2年目を向かえた先輩ナースとの違いはとても大きく感じ，「たった一年しか違わないのに……」と落ち込んでしまう方も多いはずです。ただ，この違いは，「どれだけ多く看護場面を経験してきたか」という違いであって，「私，看護師に向いてないのかもしれない……」などと，最初から結論づける必要はないのです。

　何を始めるにしても，誰にだって「はじめて」があります。それは，看護師でも同じことです。人間を対象にする職業だからこそ，なおさら難しいのです。看護場面に，二度同じ場面はありませんから，最初から完璧にできるはずなどないのです。ですので，新人ナースの皆さんは，今の自分にできることをしっかり見極め，それに精一杯取り組むことが大切です。決して背伸びをせず，わからない・できない自分を隠さない，そんな素直な新人ナースでいることが，看護師として成長する近道なのかもしれません。新人ナースの皆さん，自分の心をオープンにして，素直な気持ちで新人時代を過ごしてみてください。

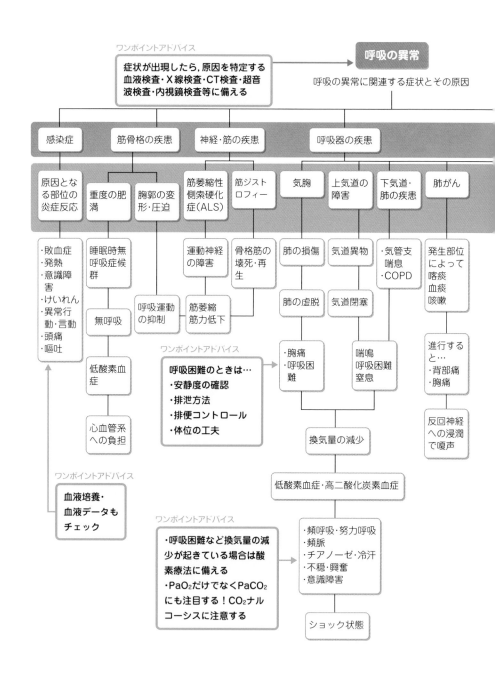

図6 ● 呼吸の異常に関連する症状とその原因

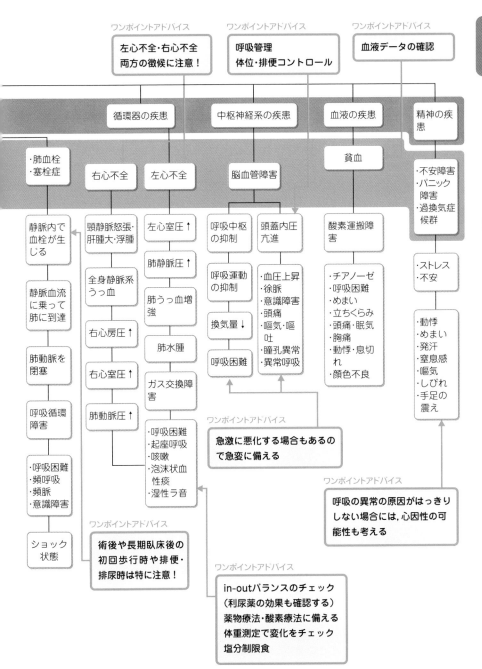

ワンポイントアドバイス
**左心不全・右心不全
両方の徴候に注意!**

ワンポイントアドバイス
**呼吸管理
体位・排便コントロール**

ワンポイントアドバイス
血液データの確認

循環器の疾患

中枢神経系の疾患

血液の疾患

精神の疾患

・肺血栓・
塞栓症

右心不全

左心不全

脳血管障害

貧血

・不安障害
・パニック
障害
・過換気症
候群

静脈内で
血栓が生
じる

頸静脈怒張・
肝腫大・浮腫

左心室圧↑

呼吸中枢
の抑制

頭蓋内圧
亢進

酸素運搬
障害

・ストレス
・不安

静脈血流
に乗って
肺に到達

全身静脈系
うっ血

肺静脈圧↑

呼吸運動
の抑制

・血圧上昇
・徐脈
・意識障害
・頭痛
・嘔気・嘔
吐
・瞳孔異常
・異常呼吸

・チアノーゼ
・呼吸困難
・めまい
・立ちくらみ
・頭痛・眠気
・胸痛
・動悸・息切
れ
・顔色不良

・動悸
・めまい
・発汗
・窒息感
・嘔気
・しびれ
・手足の
震え

肺動脈を
閉塞

右心房圧↑

肺うっ血増
強

換気量↓

呼吸循環
障害

右心室圧↑

肺水腫

呼吸困難

・呼吸困難
・頻呼吸
・頻脈
・意識障害

肺動脈圧↑

ガス交換障
害

ワンポイントアドバイス
**急激に悪化する場合もあるの
で急変に備える**

・呼吸困難
・起座呼吸
・咳嗽
・泡沫状血
性痰
・湿性ラ音

ワンポイントアドバイス
**呼吸の異常の原因がはっきり
しない場合には,心因性の可
能性も考える**

ショック
状態

ワンポイントアドバイス
**術後や長期臥床後の
初回歩行時や排便・
排尿時は特に注意!**

ワンポイントアドバイス
**in-outバランスのチェック
(利尿薬の効果も確認する)
薬物療法・酸素療法に備える
体重測定で変化をチェック
塩分制限食**

2│循環器系の解剖生理

（1）心臓の解剖

　心臓は上部の心房，下部の心室に分かれている。さらに心房中隔，および心室中隔によって左右の2室に分かれ，右心房，左心房，右心室，左心室の4室から構成されている。

　血液の逆流防止のために4つの弁が存在し，右房室弁を三尖弁，左房室弁を僧帽弁，肺動脈入口を肺動脈弁，大動脈入口を大動脈弁と呼ぶ。これら4つの弁は，心室内の血流量を調節する役割をもっている（図7）。

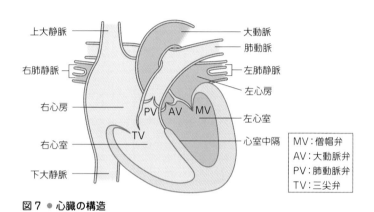

図7 ● 心臓の構造

（2）冠状動脈の解剖

　心臓の心筋には常に酸素や栄養を供給する必要がある。この栄養や酸素は，心臓を囲むように巡っている冠状動脈を流れる動脈血によって運ばれる。

　冠状動脈は左右2本あり，左冠状動脈は，心臓の前側を栄養する前下行枝，後ろ側を栄養する回旋枝に分かれる。右冠状動脈は，心臓の下側を栄養している。冠状動脈は，左前下行枝，左回旋枝，右冠状動脈の3本ある（図8）。

（3）脈拍・血圧の基準値

　脈拍とは，心収縮で駆出された血液によって生じた波動が，中枢から末梢へと動脈系に伝搬されることで起こる動脈壁の振動をいう。脈拍は年齢によって基準値が異なるため**表3**に示す。

　血圧は，心臓の収縮とともに大動脈に送り出され，押し出された血液によって大動脈の血管壁にかかる圧力をいう。収縮期血圧または最高血圧という。大動脈に弾力性がないと，圧力を逃がすことができず，そのまま受けることになるため，血圧は上昇する。血圧の基準値を**図9**に示す。

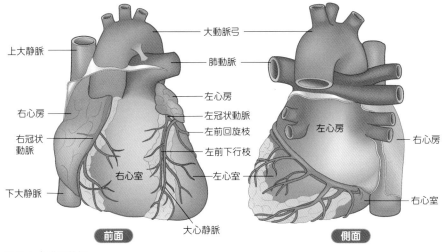

図 8 ● 心臓の外観

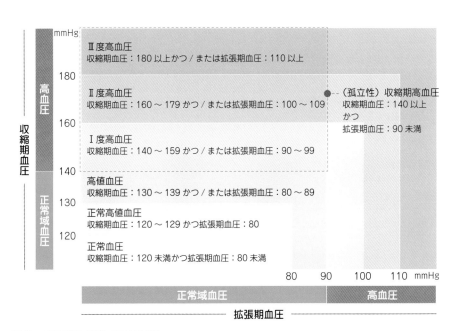

図 9 ● 血圧値の分類（成人血圧）

（A&D：血圧のおはなし. https://www.aandd.co.jp/products/hhc/blood_pressure03.html. より）

（4）心電図の基本波形

特殊な心筋の電気的興奮を体表面から検出するものが心電図である。

● 心電図の波形（**図10**）
  ● P 波：心房の興奮
  ● QRS 波：心室の興奮
  ● T 波：心室の興奮がさめる

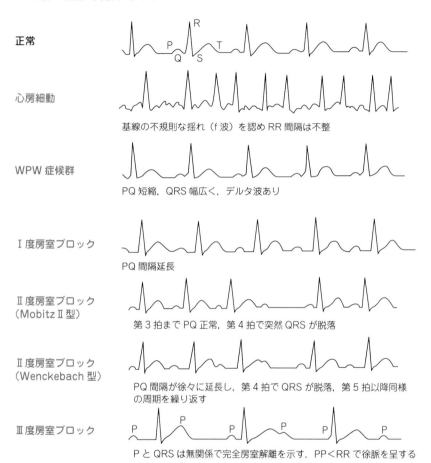

正常

心房細動
基線の不規則な揺れ（f 波）を認め RR 間隔は不整

WPW 症候群
PQ 短縮，QRS 幅広く，デルタ波あり

Ⅰ度房室ブロック
PQ 間隔延長

Ⅱ度房室ブロック
（Mobitz Ⅱ型）
第 3 拍まで PQ 正常，第 4 拍で突然 QRS が脱落

Ⅱ度房室ブロック
（Wenckebach 型）
PQ 間隔が徐々に延長し，第 4 拍で QRS が脱落，第 5 拍以降同様の周期を繰り返す

Ⅲ度房室ブロック
P と QRS は無関係で完全房室解離を示す．PP＜RR で徐脈を呈する

図10 ● 代表的な不整脈
心房細動：心房内に多くのリエントリー，異所性刺激から全く無秩序な興奮が生じて細かく震えている。P 波がなく基線に不規則な揺れ f 波（細動波）がみられる。発作時間が48時間以上持続すると心房内に血栓が生じやすく，脳血栓塞栓症などを引き起こす可能性がある。
WPW 症候群：デルタ波，PR 間隔の短縮，QRS 幅の増大。
Ⅰ度房室ブロック：PQ 間隔が 0.21 秒以上に延長。
Ⅱ度房室ブロック（Mobitz Ⅱ型）：PQ 間隔の延長なく，突如 QRS の脱落。完全房室ブロックへの移行の可能性が高い。
Ⅱ度房室ブロック（Wenckebach 型）：PQ 間隔が徐々に延長し，QRS 波が脱落。
Ⅲ度房室ブロック：心房が興奮しても心室へ伝わらない（連続して伝わらない）。めまいや意識消失，けいれんなどが起きる（アダムス・ストークス発作）。

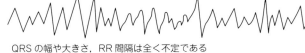

心室細動（VF）

QRS の幅や大きさ，RR 間隔は全く不定である

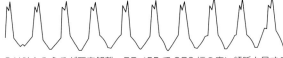

心室頻拍（VT）

P は時々みえるが房室解離．RR＜PP で QRS 幅の広い頻脈を呈する

図10 ●（つづき）

心室細動（VF）：ヒス束分岐部よりも末梢の心室の一部に異常性興奮が連続して起こる。心房と心室は無
　関係に興奮。幅広い QRS 波，RR 間隔は不定。

心室頻拍（VT）：波形は 150 ～ 200 回 / 分で，振幅も基線も不規則である。心室が細かく震え，血液を
　拍出できないため，数秒でめまいや意識消失を起こす。

表3 ● 年齢による脈拍数の基準値

年齢	脈拍数（毎分）
新生児	120～160
幼児	90～100
小児	85～95
成人	70～75
老年	60

（5）循環の異常があるケアの受け手のアセスメント

　循環の異常に関連する症状とその原因を**図11** に示す。

13

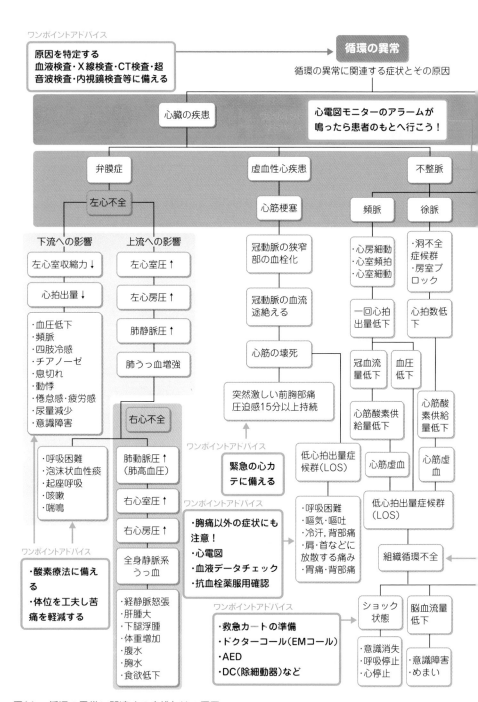

ワンポイントアドバイス

原因を特定する
血液検査・X線検査・CT検査・超音波検査・内視鏡検査等に備える

→ **循環の異常**

循環の異常に関連する症状とその原因

心臓の疾患

心電図モニターのアラームが鳴ったら患者のもとへ行こう!

弁膜症 — 左心不全

下流への影響
左心室収縮力↓
心拍出量↓
・血圧低下
・頻脈
・四肢冷感
・チアノーゼ
・息切れ
・動悸
・倦怠感・疲労感
・尿量減少
・意識障害

・呼吸困難
・泡沫状血性痰
・起座呼吸
・咳嗽
・喘鳴

ワンポイントアドバイス
・**酸素療法に備える**
・**体位を工夫し苦痛を軽減する**

上流への影響
左心室圧↑
左心房圧↑
肺静脈圧↑
肺うっ血増強

右心不全
肺動脈圧↑（肺高血圧）
右心室圧↑
右心房圧↑
全身静脈系うっ血
・経静脈怒張
・肝腫大
・下腿浮腫
・体重増加
・腹水
・胸水
・食欲低下

虚血性心疾患 — 心筋梗塞

冠動脈の狭窄部の血栓化
冠動脈の血流途絶える
心筋の壊死
突然激しい前胸部痛圧迫感15分以上持続

ワンポイントアドバイス
緊急の心カテに備える

ワンポイントアドバイス
・**胸痛以外の症状にも注意!**
・**心電図**
・**血液データチェック**
・**抗血栓薬服用確認**

低心拍出量症候群(LOS)
・呼吸困難
・嘔気・嘔吐
・冷汗、背部痛
・肩・首などに放散する痛み
・胃痛・背部痛

ワンポイントアドバイス
・**救急カートの準備**
・**ドクターコール(EMコール)**
・**AED**
・**DC(除細動器)など**

不整脈

頻脈
・心房細動
・心室頻拍
・心室細動
一回心拍出量低下
冠血流量低下 / 血圧低下
心筋酸素供給量低下
心筋虚血

徐脈
・洞不全症候群
・房室ブロック
心拍数低下
心筋酸素供給量低下
心筋虚血

低心拍出量症候群(LOS)

組織循環不全

ショック状態
・意識消失
・呼吸停止
・心停止

脳血流量低下
・意識障害
・めまい

図11 ● 循環の異常に関連する症状とその原因

14

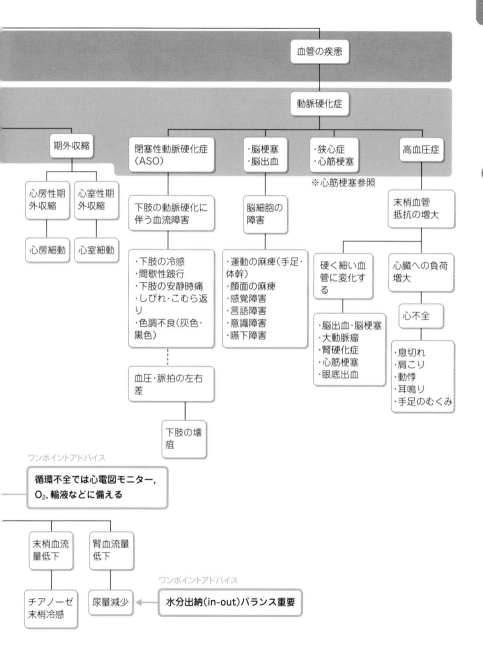

血管の疾患

動脈硬化症

期外収縮

心房性期外収縮

心室性期外収縮

心房細動

心室細動

閉塞性動脈硬化症（ASO）

下肢の動脈硬化に伴う血流障害

・下肢の冷感
・間歇性跛行
・下肢の安静時痛
・しびれ・こむら返り
・色調不良（灰色・黒色）

血圧・脈拍の左右差

下肢の壊疽

・脳梗塞
・脳出血

※心筋梗塞参照

脳細胞の障害

・運動の麻痺（手足・体幹）
・顔面の麻痺
・感覚障害
・言語障害
・意識障害
・嚥下障害

・狭心症
・心筋梗塞

高血圧症

末梢血管抵抗の増大

硬く細い血管に変化する

・脳出血・脳梗塞
・大動脈瘤
・腎硬化症
・心筋梗塞
・眼底出血

心臓への負荷増大

心不全

・息切れ
・肩こり
・動悸
・耳鳴り
・手足のむくみ

ワンポイントアドバイス

循環不全では心電図モニター，O_2，輸液などに備える

末梢血流量低下

腎血流量低下

チアノーゼ
末梢冷感

尿量減少

ワンポイントアドバイス

水分出納（in-out）バランス重要

（1）腹部臓器の解剖

● 腹部は，肋骨の下にある横隔膜直下から骨盤腔内全体を指す。

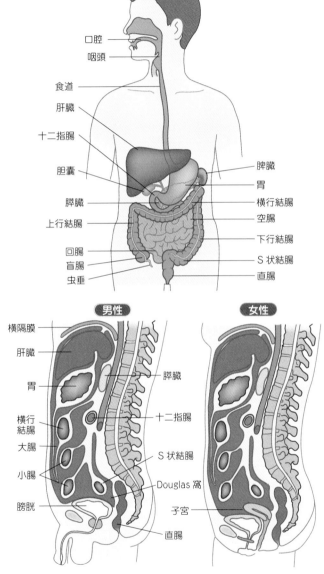

図12 ● 腹部臓器の構造

- 肝臓や胃・結腸・小腸は，周囲を腹膜に囲まれているのに対して，十二指腸や膵臓，直腸は前面だけが腹膜に覆われ，後面は筋膜に固定されている（**図12**）。

（2）腹部臓器を養う血管

- 口から肛門までの消化管や，肝臓・胆嚢・膵臓・脾臓などの臓器は，腹部大動脈から分岐する腹腔動脈，上腸間膜動脈，下腸間膜動脈によって栄養が供給されている。

- 上記の各臓器から戻る静脈血は，一旦すべてが肝臓に集められ，代謝・解毒されたのち，肝静脈から下大静脈へと流れ込む（**図13**）。

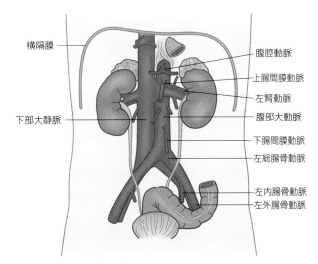

横隔膜
下部大静脈
腹腔動脈
上腸間膜動脈
左腎動脈
腹部大動脈
下腸間膜動脈
左総腸骨動脈
左内腸骨動脈
左外腸骨動脈

図13 ● 腹部臓器を養う血管

（3）消化・吸収の異常のあるケアの受け手のアセスメント

消化・吸収の異常に関連する症状とその原因を**図14**に示す。

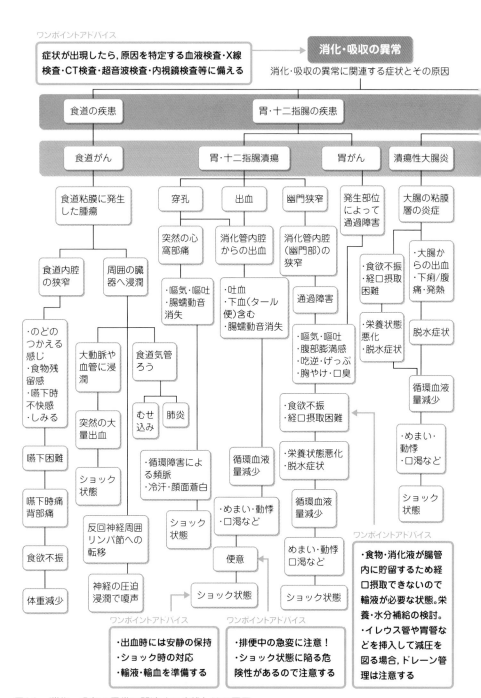

図14 ● 消化・吸収の異常に関連する症状とその原因

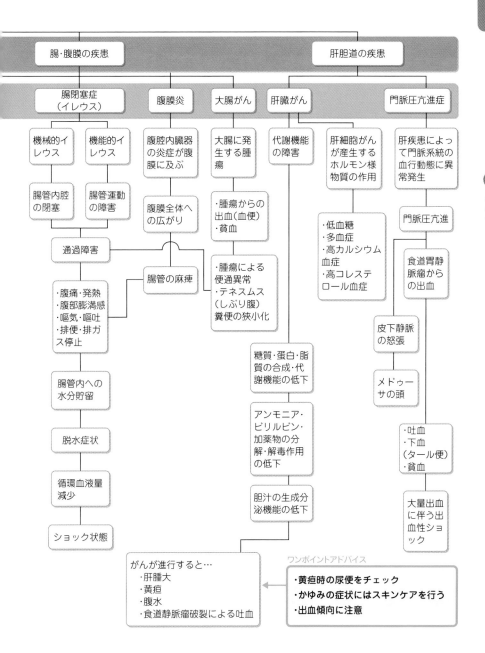

腸・腹膜の疾患

腸閉塞症
（イレウス）

機械的イ
レウス

腸管内腔
の閉塞

通過障害

・腹痛・発熱
・腹部膨満感
・嘔気・嘔吐
・排便・排ガ
　ス停止

腸管内への
水分貯留

脱水症状

循環血液量
減少

ショック状態

機能的イ
レウス

腸管運動
の障害

腹膜炎

腹腔内臓器
の炎症が腹
膜に及ぶ

腹膜全体へ
の広がり

腸管の麻痺

大腸がん

大腸に発
生する腫
瘍

・腫瘍からの
　出血（血便）
・貧血

・腫瘍による
　便通異常
・テネスムス
　（しぶり腹）
　糞便の狭小化

肝胆道の疾患

肝臓がん

代謝機能
の障害

糖質・蛋白・脂
質の合成・代
謝機能の低下

アンモニア・
ビリルビン・
加薬物の分
解・解毒作用
の低下

胆汁の生成分
泌機能の低下

肝細胞がん
が産生する
ホルモン様
物質の作用

・低血糖
・多血症
・高カルシウム
　血症
・高コレステ
　ロール血症

門脈圧亢進症

肝疾患によっ
て門脈系統の
血行動態に異
常発生

門脈圧亢進

食道胃静
脈瘤からの
出血

皮下静脈
の怒張

メドゥー
サの頭

・吐血
・下血
　（タール便）
・貧血

大量出血
に伴う出
血性ショッ
ク

がんが進行すると…
　・肝腫大
　・黄疸
　・腹水
　・食道静脈瘤破裂による吐血

ワンポイントアドバイス
・黄疸時の尿便をチェック
・かゆみの症状にはスキンケアを行う
・出血傾向に注意

4 | 中枢神経系の解剖生理（図15）

（1）意識障害とは

- 脳が障害されることで，意識・呼吸・循環状態に急激な変化をもたらす。
- 意識障害とは，大脳全体の機能低下や，生命維持中枢の機能低下が生じていることを意味しており，生命の危機を知らせる徴候の１つである。
- 意識鮮明の状態とは，はっきりと眼を開けていて，会話の内容に混乱がなく，目的に向かって行動できることをいう。
- 意識障害の原因は，頭蓋内疾患だけでなく，代謝性疾患や呼吸器系・循環器系の疾患など，さまざまである。

（2）意識障害の程度

- 意識障害は一般的に，傾眠，昏迷，半昏睡，昏睡に分類される。意識障害の程度を**表4**に示す。

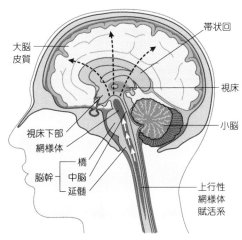

図15 ● 上行性網様体賦活系

表4 ● 意識障害の程度

意識清明	・覚醒した状態：こちらの質問に反応できる
傾眠	・軽度の意識障害：すぐにうとうとするが，軽い刺激で覚醒する ・簡単な質問には答えることができる
昏迷	・身体を動かすなどの中等度の刺激や大きな音，光に対して反応がみられるが，すぐに意識がなくなる ・質問には返答困難
半昏睡	・ほとんど睡眠状態：強い刺激に対して回避するような反応がある
昏睡	・自動運動はみられない：強い刺激に対して反射的な反応がある

（土谷いづ子（編）：病態を見抜く，看護にいかすバイタルサイン，p151，中央法規，2019．より）

（3）意識レベルの判定

● グラスゴーコーマ・スケール（GCS），ジャパン・コーマ・スケール（JCS）はⅡ部「ケアする力」の「救急救命」（p212）を参照。

（4）筋力検査

● 脳や神経疾患の症状の進行を評価するために，徒手筋力テスト（manual muscle testing：MMT）がある。MMTは，主に筋の収縮力を評価するもので，治療や訓練などの方針を決定する際に用いる。

● MMTを表5に示す。

（5）瞳孔の観察

● 瞳孔不同や対光反射の消失は，脳浮腫などが起きている可能性がある。瞳孔とともに，意識レベルの判定，麻痺などの神経所見を観察する（図16）。

（6）意識の異常があるケアの受け手のアセスメント

意識障害に関連する症状とその原因を図17に示す。

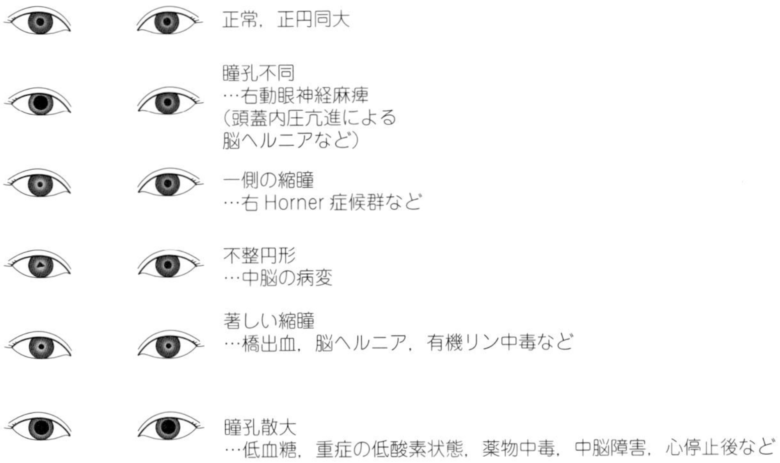

正常，正円同大

瞳孔不同
…右動眼神経麻痺
（頭蓋内圧亢進による
脳ヘルニアなど）

一側の縮瞳
…右Horner症候群など

不整円形
…中脳の病変

著しい縮瞳
…橋出血，脳ヘルニア，有機リン中毒など

瞳孔散大
…低血糖，重症の低酸素状態，薬物中毒，中脳障害，心停止後など

図16 ● 瞳孔異常の例

表5 ● 筋力の評価

5 （筋力100%）	・正常，強い抵抗を加えても，完全に運動できる。 ・自動運動があり疲労がない。
4（75%）	ある程度の抵抗に抗して自動運動可能。
3（50%）	重力を除外すれば，可能域で運動できる。
2（25%）	筋収縮をふれる，重力を除くと自動運動可能。
1（10%）	上肢：下肢：筋収縮のみ。運動は起こらない。
0（0%）	筋収縮もない。

＊正常な筋力の範囲は3〜5

（広畑和志 他（編）：標準整形外科学．p87，医学書院，1979．より一部改変）

原因を特定する血液検査・X線検査・CT検査・超音波検査内視鏡検査等に備える

意識障害

意識障害に関連する症状とその原因

内分泌・代謝系の疾患 | 呼吸・循環器系の疾患

糖尿病 | 肝不全 肝硬変 | 腎不全 尿毒症 | 呼吸器系の障害

血糖調節障害 | 肝機能障害 | 腎機能障害 | ガス交換の障害

高血糖 | 低血糖 | 高アンモニア血症 | ・尿毒症性物質の蓄積（BUN/Cr）

肝性脳症

高血糖
- ・インスリン抵抗性増加
- ・インスリン分泌低下

- ・口渇
- ・頻尿
- ・体重減少
- ・易疲労性

さらなる血糖値上昇

意識障害

低血糖
- インスリン過剰分泌

- ・立てないほどのめまい
- ・倦怠感
- ・異常な睡魔
- ・冷汗
- ・手の震え
- ・集中力の欠如
- ・頭痛
- ・けいれん
- ・異常行動
- ・意識障害

肝性脳症
- ・羽ばたき振戦
- ・興奮状態
- ・意識混濁
- ・昏睡

尿毒症性物質の蓄積（BUN/Cr）
- ・全身倦怠感
- ・浮腫
- ・食欲低下
- ・嘔気・嘔吐
- ・思考力の低下
- ・けいれん
- ・意識障害
- ・尿量減少
- ・腎性貧血
- ・胸水貯留
- ・呼吸困難

低酸素血症
- ・呼吸困難
- ・頭痛
- ・チアノーゼ
- ・意識障害
- ・不整脈

高二酸化炭素血症
- ・頭痛
- ・血圧上昇
- ・羽ばたき振戦
- ・意識障害

酸塩基平衡の確認！（アシドーシス？アルカローシス？）

・酸素療法が必要な場合に備える！
・動脈血二酸化炭素分圧（$PaCO_2$）の推移に注意する（CO_2ナルコーシスの危険！）

・黄疸・腹水の確認
・排便コントロール
・血液データのチェック

・薬物療法（インスリン量・タイミング）
・食事摂取量とのバランス確認
・自己管理の状態を確認する

・生活習慣の確認
・食生活確認（尿量・体重増加も確認）

図17 ● 意識障害に関連する症状とその原因

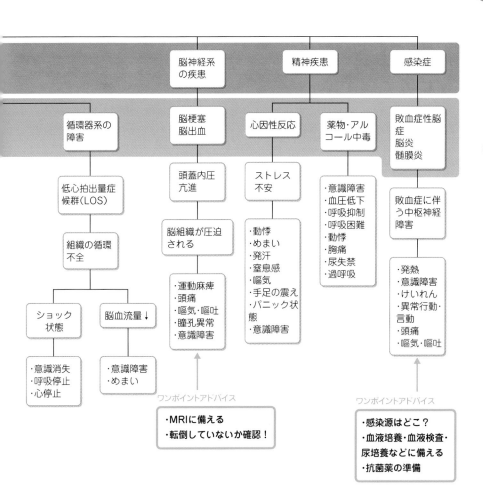

脳神経系 の疾患	精神疾患	感染症

循環器系の 障害	脳梗塞 脳出血	心因性反応	薬物・アル コール中毒	敗血症性脳 症 脳炎 髄膜炎

循環器系の障害

低心拍出量症候群（LOS）
↓
組織の循環不全

ショック状態
・意識消失
・呼吸停止
・心停止

脳血流量↓
・意識障害
・めまい

脳梗塞・脳出血

頭蓋内圧亢進
↓
脳組織が圧迫される
・運動麻痺
・頭痛
・嘔気・嘔吐
・瞳孔異常
・意識障害

心因性反応

ストレス不安
・動悸
・めまい
・発汗
・窒息感
・嘔気
・手足の震え
・パニック状態
・意識障害

薬物・アルコール中毒
・意識障害
・血圧低下
・呼吸抑制
・呼吸困難
・動悸
・胸痛
・尿失禁
・過呼吸

敗血症性脳症 脳炎 髄膜炎

敗血症に伴う中枢神経障害
・発熱
・意識障害
・けいれん
・異常行動・言動
・頭痛
・嘔気・嘔吐

ワンポイントアドバイス
・MRIに備える
・転倒していないか確認！

ワンポイントアドバイス
・感染源はどこ？
・血液培養・血液検査・
尿培養などに備える
・抗菌薬の準備

（1）体温とは

- 体温とは身体内部の温度であり，身体は至適温度のもとで物質代謝を行っている。代謝の触媒をする酵素の働きは，わずかな体温変化の影響を受けやすい。このため体温は，狭い範囲での調整が行われるようなメカニズムになっている。
- 体温は，血液・リンパ液・組織内液などが正常に循環するために必要な温度である。

（2）体熱の産生と放散

- 視床下部の体温調節中枢には，セットポイントと呼ばれる基準値（概ね37.0℃）があり，自律神経系，内分泌系，体性神経（感覚神経・運動神経）を介して熱の産生と放散を調節している（**表6**）。

表6 ● セットポイント上昇時の身体の変化

年齢	セットポイント	身体の変化
解熱期	原因が取り除かれるとセットポイントは速やかに正常値に近くなるので，このレベルへ体温を下げるために発汗・皮膚血管の拡張・熱放散のシステムを働かせることになる。	・皮膚血管拡張 ・発汗 ・基礎代謝
極期	セットポイントまで上昇すると，悪寒戦慄・四肢冷感・顔面蒼白などの症状は消失する。	・全身熱感 ・末梢血管拡張による顔面紅潮
発熱期	何らかの原因により体温調節中枢のセットポイントが突然高く設定される。すると，そのレベルにまで体温を上げるために，筋肉の震え・皮膚血管の収縮・鳥肌・エピネフリン分泌などで熱の産生を高め，放散を防ぐ現象が起きる。	・四肢冷感 ・顔色不良 ・悪寒戦慄 ・立毛（鳥肌） ・基礎代謝

（3）体温の変動があるケアの受け手のアセスメント

体温の変動に関連する症状とその原因を**図18**に示す。

コラム　**石の上にも三年？**

　「石の上にも三年」という言葉をご存知ですか。「辛くても我慢強く耐えていれば，いつかは必ず成し遂げられる」という意味があり，厳しい環境や状況にいる自分や他者に対して，励ます言葉として用いられることがあります。筆者たちが新人ナースだった頃（昭和〜平成初期にかけて）は，よく言われたものですが，最近ではほとんど聞かなくなりました。

　新人ナースの皆さんは，看護師という職業を選択し，その一歩を歩み始めました。そして，さまざまな経験を通じて，今後自分が進むべき道を切り開いていくことでしょう。自分のキャリアをどのように考えるのかは，何が正解で，何が不正解という性質のものではありませんので，皆さん自身が選択していきます。

　ここで何をお伝えしたいのかと言えば，看護師として職業に就いたばかりの皆さんが，これからのキャリアを考えるための経験を積むためには，少なくとも数年間（2〜3年間程度）は時間が必要だということです。「看護師に向いているのかどうか」「看護師の仕事を本当に続けたいのか」「自分が本当にやりたいことは何なのか」などを考えるために，とても重要な時間となります。人は，辛いことや嫌なことがあったとき，違う環境を見てうらやましく感じてしまうことがあります。

　そんなとき，今自分が置かれている環境を変えるために，すぐに転職などを考えるのではなく，「なぜ，辛いと感じるのか」「何が嫌なのか」など，自分自身の物事に対する受け止め方の傾向を知ることによって，直面している課題を解決する糸口をつかめるかもしれません。人には人それぞれの考え方があります。かかわり合いのある人たちと信頼関係を築いていくための切り札は，「周囲の人たちとの対話」なのかもしれません。対話する場面を通じて，お互いの誤解が解け，自分の考え方を振り返る機会を得ることができ，そして，何よりも仲間が増えます。仲間が増えれば，きっと仕事も楽しくなるはずです。直面している問題から逃げずに，自分を見つめ直してみてください。

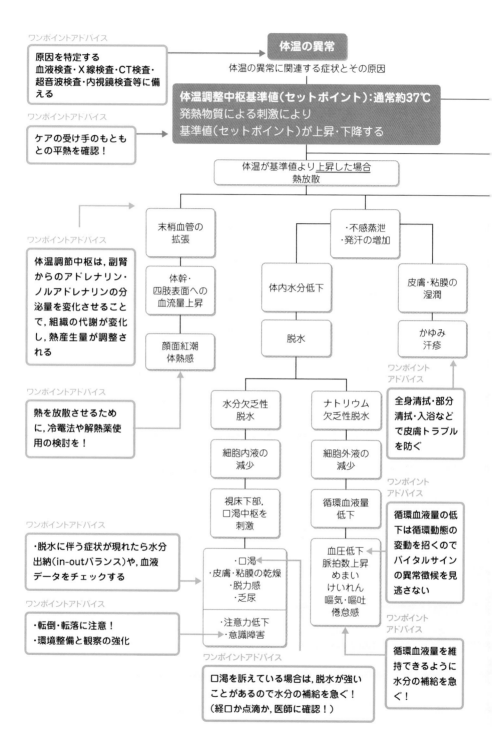

体温の異常

体温の異常に関連する症状とその原因

体温調整中枢基準値（セットポイント）：通常約37℃
発熱物質による刺激により
基準値（セットポイント）が上昇・下降する

体温が基準値より上昇した場合
熱放散

末梢血管の拡張
→ 体幹・四肢表面への血流量上昇
→ 顔面紅潮 体熱感

・不感蒸泄 ・発汗の増加
→ 体内水分低下 → 脱水
→ 皮膚・粘膜の湿潤 → かゆみ 汗疹

水分欠乏性脱水
→ 細胞内液の減少
→ 視床下部, 口渇中枢を刺激

ナトリウム欠乏性脱水
→ 細胞外液の減少
→ 循環血液量低下
→ 血圧低下 脈拍数上昇 めまい けいれん 嘔気・嘔吐 倦怠感

・口渇 ・皮膚・粘膜の乾燥 ・脱力感 ・乏尿
・注意力低下 ・意識障害

ワンポイントアドバイス
原因を特定する
血液検査・X線検査・CT検査・超音波検査・内視鏡検査等に備える

ワンポイントアドバイス
ケアの受け手のもともとの平熱を確認！

ワンポイントアドバイス
体温調節中枢は, 副腎からのアドレナリン・ノルアドレナリンの分泌量を変化させることで, 組織の代謝が変化し, 熱産生量が調整される

ワンポイントアドバイス
熱を放散させるために, 冷罨法や解熱薬使用の検討を！

ワンポイントアドバイス
・脱水に伴う症状が現れたら水分出納（in-outバランス）や, 血液データをチェックする

ワンポイントアドバイス
・転倒・転落に注意！
・環境整備と観察の強化

ワンポイントアドバイス
口渇を訴えている場合は, 脱水が強いことがあるので水分の補給を急ぐ！
（経口か点滴か, 医師に確認！）

ワンポイントアドバイス
全身清拭・部分清拭・入浴などで皮膚トラブルを防ぐ

ワンポイントアドバイス
循環血液量の低下は循環動態の変動を招くのでバイタルサインの異常徴候を見逃さない

ワンポイントアドバイス
循環血液量を維持できるように水分の補給を急ぐ！

図18 ● 体温の変動に関連する症状とその原因

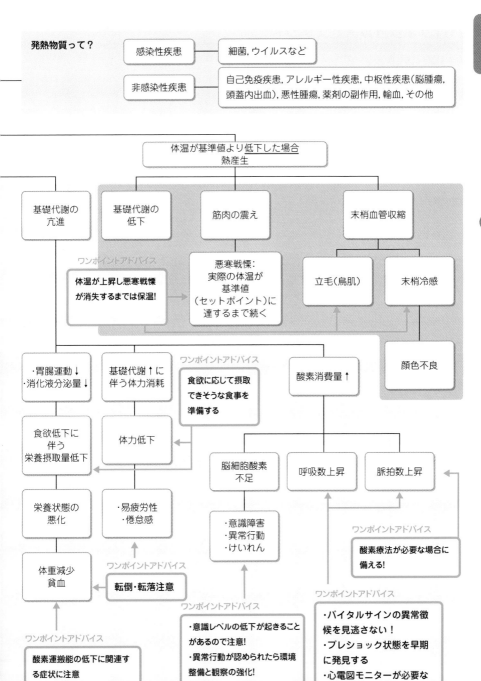

発熱物質って？

| 感染性疾患 | 細菌, ウイルスなど |

| 非感染性疾患 | 自己免疫疾患, アレルギー性疾患, 中枢性疾患（脳腫瘍, 頭蓋内出血）, 悪性腫瘍, 薬剤の副作用, 輸血, その他 |

体温が基準値より低下した場合
熱産生

基礎代謝の亢進

基礎代謝の低下

筋肉の震え

末梢血管収縮

ワンポイントアドバイス
体温が上昇し悪寒戦慄が消失するまでは保温!

悪寒戦慄：
実際の体温が基準値（セットポイント）に達するまで続く

立毛（鳥肌）

末梢冷感

顔色不良

・胃腸運動↓
・消化液分泌量↓

基礎代謝↑に伴う体力消耗

ワンポイントアドバイス
食欲に応じて摂取できそうな食事を準備する

酸素消費量↑

食欲低下に伴う栄養摂取量低下

体力低下

脳細胞酸素不足

呼吸数上昇

脈拍数上昇

栄養状態の悪化

・易疲労性
・倦怠感

・意識障害
・異常行動
・けいれん

ワンポイントアドバイス
酸素療法が必要な場合に備える!

体重減少
貧血

ワンポイントアドバイス
転倒・転落注意

ワンポイントアドバイス
・バイタルサインの異常徴候を見逃さない！
・プレショック状態を早期に発見する
・心電図モニターが必要な場合に備える

ワンポイントアドバイス
酸素運搬能の低下に関連する症状に注意

ワンポイントアドバイス
・意識レベルの低下が起きることがあるので注意!
・異常行動が認められたら環境整備と観察の強化!

6 | フィジカルアセスメント

(1) フィジカルアセスメントとは

● 問診・視診・触診・打診・聴診などの身体診査を用いて, ケアの受け手の客観的情報を得ることである。つまり, 主観的情報と客観的情報を統合してケアの受け手の状態を査定することをいう。

● 感覚器の順で系統的に行う方法がある。また, ケアの受け手の訴えや, 問題の部位・関連部位に焦点を当てて行う場合もある。

(2) 身体診査技法 (physical examination) のための基礎的技術

❶ 問診

問診とは, ケアの受け手との会話を通じて, 主訴をはじめとして, 既往歴・家族歴・生活習慣などの情報を得る方法である。さらに, 身体面だけでなく, 心理面や社会面なども含めて生活背景を把握し, ケアの受け手の問題点を明確にする方法である。

①対象者と看護職の信頼関係を築く：ラポールの形成

②環境設定

③プライバシーの保護

④質問内容の検討（オープンクエスチョン・クローズドクエスチョンの使い方など）

⑤傾聴技法の活用（うなずき・相づち, 言い換え, 繰り返し, 沈黙など）

❷ 視診

視診とは, ケアの受け手の身体の形態や機能に異常がないか, 疾患などの徴候が現れていないかなどを, 視覚を用いて系統的に注意深く観察する方法である。

①視診を行う際には, 異常部位の❶大きさ, ❷形状, ❸色, ❹位置, ❺左右対称性に留意する。
また, **全身の外観→栄養状態→全身のバランス→表情や意識→行動**の順に観察する。

②表情や会話を通じて認知機能の異常がないか, また, 身体などから衛生状態なども観察する。

[視診によって気づきやすい症状の例]

● 肝硬変などによって門脈が閉鎖すると門脈圧が上昇し, 臍を中心として放射状に静脈が怒張する（**図19**）。

● 腹水が貯留している場合, 腹水は腹部の最も低い位置に貯留するので, 仰臥位では側腹部が突出する（**図20**）。

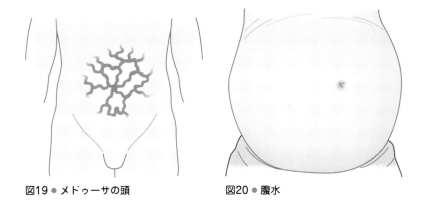

<table>
<tr><td>図19 ● メドゥーサの頭</td><td>図20 ● 腹水</td></tr>
</table>

❸ **触診**

● 触診とは，手で直接ケアの受け手に触れて，皮膚表面やその内部の状態を把握する方法である。腹部全体の触診は，腹部の4区分あるいは9区分を用いて，「浅い触診」と「深い触診」に分けて，異常の有無を確認する。

● 実施に際しては，ケアの受け手の表情や身体の反応などを観察し，痛みを感じる場合には，痛みの程度や性状を観察しながら徐々に進める。

● 触診する際には，温度・湿度・運動（静止・振動）・組織の性質（硬い，液体が満ちている）・圧痛の有無などを観察する。

●「浅い触診」では，腹壁の緊張，圧痛の有無，表在性の腫瘤や腹腔内の大きな腫瘤の有無を観察する。

●「深い触診」では，圧痛の有無や腹腔内の腫瘤の有無を観察する（**図21**）。

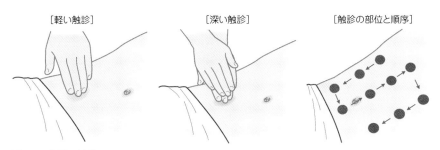

[軽い触診]　　　　[深い触診]　　　　[触診の部位と順序]

図21 ● 腹部の触診

❹ 打診

● 打診法とは，ケアの受け手の身体表面を叩いて振動を与え，生じた音を聴き取って内部の状態を知る方法である。叩いたときに出る音だけでなく，指に受ける感覚も重要な情報となる（**図22**）。

● 腹部の4区分あるいは9区分を打診し，疼痛の有無や打診音の異常の有無を確認する。

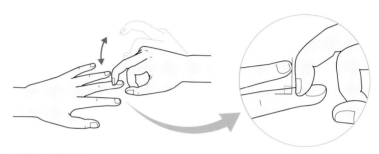

図22 ● 打診方法

（中村美知子（編）：ナースのためのフィジカルアセスメント―看護過程・看護診断に活用する．第2版，p19，廣川書店，2001．より）

❺ 聴診

● 聴診とは，聴診器を用いてケアの受け手の身体内部から発生する音を聴き，その状態を推測する方法である。主に，呼吸音，心音，血管音，腸蠕動音を聴取する。

● 呼吸音の聴診
　・起座位：横隔膜を内臓で圧迫しない体位である。
　・深呼吸：聞き取りにくい場合は，深呼吸を促す。
　・左右の対称性を確認するため，左右順番に聴取する。また，気管支を含めて背部・胸部両側の聴取を行う（**図23**）。

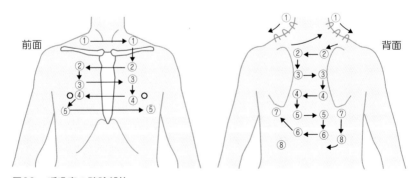

図23 ● 呼吸音の聴診部位

表7 ● 呼吸音

				考えられる原因
呼吸音（気道・肺胞を換気する気流の音）	肺胞音の減弱・消失			高度の肥満，気道狭窄，肺気腫，無気肺，胸水，気胸，血胸など
	肺胞音の増強			過呼吸，気道の部分的狭窄，肺うっ血，間質性肺炎など
	呼気延長			気管支喘息発作，肺気腫など
	気管支呼吸音			肺炎，肺水腫，肺うっ血など
	気管支狭窄音			喀痰や異物，腫瘍などによる気管狭窄など
副雑音	ラ音	連続性ラ音	低音性連続性ラ音（類鼾音）	気管支喘息，閉塞性肺疾患の急性増悪，気管支拡張症，喀痰貯留，気管・気管支狭窄，挿管チューブのカフ漏れなど
			高音性連続性ラ音（笛声音）	発作中の気管支喘息，腫瘍による気管・気管支狭窄など
			スクウォーク（呼気性の連続ラ音）	肺炎など
		断続性ラ音	細かい断続性ラ音	肺炎，うっ血性心不全，間質性肺炎，肺線維症，パラコート肺など
			粗い断続性ラ音（水泡音）	肺水腫，肺炎，うっ血性心不全，気管支拡張症，胸腔ドレーン内の液体貯留，成人呼吸促拍症候群など
	他	胸膜摩擦音		皮下気腫，胸膜炎など

・異常な呼吸音が出現している場合には，原因や早急な処置の必要性などを速やかに判断し，対応をする。異常な呼吸音と考えられる原因を**表7**に示す。

● 心音の聴診：①**右第2肋間**→②**左第2肋間**→③**左第3肋間**→④**左第4肋間**→⑤**心尖部**の順序で聴取する（**図24**）。

● 血流音の聴診

・シャント音：血流音が聴取される。シャント音は，心拍に同調し，低音で規則的に強い音から弱い音に変化する。シャント閉塞がある場合は異常な血流音が聴取される。

● 腹部（腸管の蠕動音）の聴診

・腸管の蠕動音，腹部大動脈の拍動音などを聴取し，腹部症状を観察する。

・腸管内のガスの移動・液体の移動時に発生する腸管の蠕動音は，腸管の炎症や食物刺激，イレウス，腹膜炎などで変化する。

・腹壁の1か所に聴診器を軽く当て，1分程度の時間をかけて聴診する。腸蠕動音は腹部全体に響くため，複数か所で聴診する必要はない（**図25**）。

・腸管の蠕動が正常の場合には，5〜15秒間に1回の割合で聴取できる。

・振水音は，イレウスや胃幽門部狭窄などで，消化管内に大量の液体とガスが発生してい
る場合に聴取されることがある（図26）。

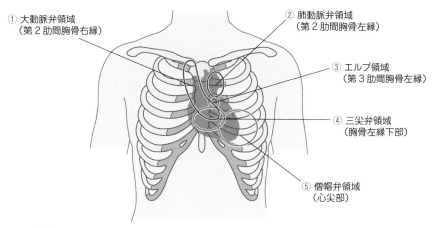

① 大動脈弁領域
（第2肋間胸骨右縁）

② 肺動脈弁領域
（第2肋間胸骨左縁）

③ エルブ領域
（第3肋間胸骨左縁）

④ 三尖弁領域
（胸骨左縁下部）

⑤ 僧帽弁領域
（心尖部）

図24 ● 心音の聴診部位

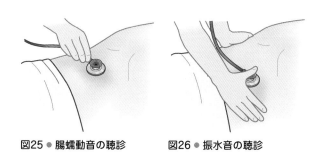

図25 ● 腸蠕動音の聴診　　図26 ● 振水音の聴診

7 | 正常・異常の判断

（1）緊急性の判断

　緊急性を判断するためには，バイタルサインの異常徴候を見逃さないようにすることが大切である。急変前の約8割の症例では，循環動態に何らかの変化が起こっているといわれている。このような状態をプレショック状態ということがある（ショック状態までは至っていないものの，そのまま状態が悪化するとショック状態に陥ってしまうことが想像される場合に，「プレショック状態」と表現する）。ケアの受け手に応じたバイタルサインの正常値を基準に，異常を早期に発見できるようなアセスメント力が求められる（**図27**）。

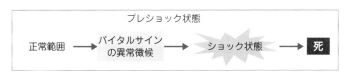

図27 ● なぜバイタルサインの測定が必要なのか？

❶ **ショック診断基準**

血圧低下：収縮期血圧90mmHg以下に加えて，以下の3項目以上の場合をショックとする。
- 心拍数100回/分以上
- 微弱な脈拍
- 爪床の毛細血管のrefilling遅延（圧迫解除後2秒以上）
- 意識障害（JCS Ⅱ桁以上，GCS 10点以下），または不穏・興奮状態
- 乏尿・無尿（0.5mL/kg/時以下）
- 皮膚蒼白と冷汗，または39℃以上の発熱

❷ **プレショック状態時に現れるバイタルサインの異常徴候**
- 意識状態：不穏・興奮・多幸・無関心
- 脈拍：増加
- 呼吸：促拍・増加
- 血圧：維持
- 皮膚：蒼白・冷汗・湿潤・立毛（鳥肌）
- 代謝：アシドーシス

（2）安静臥床に対する観察の重要性

　長期にわたり安静臥床を強いられた場合，身体の各機能は抑制され，さまざまな弊害が生じることがある。全身の機能に影響（バイタルサインの変化を含む）を与えることになる。安静臥床を継続すると，循環血液量の減少に伴い，心拍数や呼吸数はやや減少し，血圧は基準値よりも低下した値が示される。体温は代謝率の低下により低体温になりやすい（**図28**）。

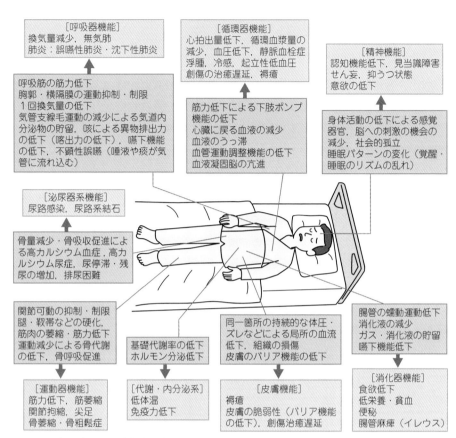

[呼吸器機能]
換気量減少，無気肺
肺炎：誤嚥性肺炎・沈下性肺炎

呼吸筋の筋力低下
胸郭・横隔膜の運動抑制・制限
1回換気量の低下
気管支線毛運動の減少による気道内分泌物の貯留，咳による異物排出力の低下（咳出力の低下），嚥下機能の低下，不顕性誤嚥（唾液や痰が気管に流れ込む）

[循環器機能]
心拍出量低下，循環血漿量の減少，血圧低下，静脈血栓症浮腫，冷感，起立性低血圧
創傷の治癒遅延，褥瘡

筋力低下による下肢ポンプ機能の低下
心臓に戻る血液の減少
血液のうっ滞
血管運動調整機能の低下
血液凝固脳の亢進

[精神機能]
認知機能低下，見当識障害
せん妄，抑うつ状態
意欲の低下

身体活動の低下による感覚器官，脳への刺激の機会の減少，社会的孤立
睡眠パターンの変化（覚醒・睡眠のリズムの乱れ）

[泌尿器系機能]
尿路感染，尿路系結石

骨量減少・骨吸収促進による高カルシウム血症，高カルシウム尿症，尿停滞・残尿の増加，排尿困難

腸管の蠕動運動低下
消化液の減少
ガス・消化液の貯留
嚥下機能低下

関節可動の抑制・制限
腱・靱帯などの硬化，筋肉の萎縮・筋力低下
運動減少による骨代謝の低下，骨呼吸促進

基礎代謝率の低下
ホルモン分泌低下

同一箇所の持続的な体圧・ズレなどによる局所の血流低下，組織の損傷
皮膚のバリア機能の低下

[消化器機能]
食欲低下
低栄養・貧血
便秘
腸管麻痺（イレウス）

[運動器機能]
筋力低下，筋萎縮
関節拘縮，尖足
骨萎縮・骨粗鬆症

[代謝・内分泌系]
低体温
免疫力低下

[皮膚機能]
褥瘡
皮膚の脆弱性（バリア機能の低下），創傷治癒遅延

図28 ● 長期臥床による身体各機能への影響

（嶋﨑初美：意識障害の把握と看護．上谷いつ子（編）：病態を見抜き，看護にいかす　バイタルサイン．p150，中央法規，2019．より）

［文献］

1) 箕輪良行，陣田泰子（監）：動画でナットク！フィジカルアセスメント―早期発見からセルフケアへ．p67，中央法規，2006．
2) 嶋﨑初美：意識障害の把握と看護．上谷いつ子（編）：病態を見抜き，看護にいかす　バイタルサイン．p150，中央法規，2019．
3) 安藤郁子（編）：根拠と写真で学ぶ看護技術2観察・処置を支える援助．p99，中央法規，2011．

2 新人看護職員研修ガイドラインにおける【症状・生体機能管理技術】

1 身体計測

（1）目的

成長発達や栄養状態および疾病の状態をみる場合の目安にする。

（2）BMIの計算法と基準値

BMI（body mass index）の計算式は，下記の通りである。

［体重（kg）÷身長（m）÷身長（m）］

肥満度を**表8**に示す。

表8 ● 肥満度分類

BMI	日本肥満学会による判定	判定区分
18.5未満	やせ	A2
18.5 ～ 24.9	ふつう	A1
25.0 ～ 29.9	肥満1度	A3
30.0 ～ 34.9	肥満2度	A3
35.0 ～ 39.9	肥満3度	A3
40.0以上	肥満4度	A3

2 静脈血採血と検体の取り扱い

（1）静脈血採血の方法

❶ 目的

血液検査を行うことにより，疾患の診断や症状の程度を知る。

❷ 適応

疾病の診断，あるいは予防のための検査を要する。

注射器を使用する場合

❸ 必要物品（写真1）

①注射器（採血指示量に合ったもの）

②注射針（21 ～ 22G）

③指示伝票

④アルコール綿など

⑤ディスポーザブル手袋

⑥絆創膏

35

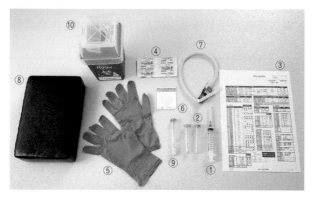

写真1 ● 静脈血採血の必要物品

⑦駆血帯

⑧肘枕

⑨採血管（スピッツ）

⑩針捨て容器

❹ 手順

①ケアの受け手に声をかけ同意と協力を得る。

②ケアの受け手の状態から実施可能か判断する。

③必要物品を準備する。

④医師の指示内容を確認する。

⑤氏名をスピッツラベル，リストバンド，ベッドネームで確認する。

⑥体位を整え，自分も静脈血採血をしやすい姿勢をとる。

⑦肘関節の下に肘枕を当てる。

⑧採血部位より中枢側に駆血帯を締め，静脈が浮き出るのを待ち，穿刺しやすい静脈を決める。

⑨穿刺時に痛み・しびれなど症状が出現した場合，訴えるように説明する。

⑩ディスポーザブル手袋を装着する。

⑪注射部位をアルコール綿で消毒する（事前にアルコールの禁忌を確認しておく）。

⑫刺入部位の皮膚を前に引いて伸展させ，採血針を刺入する。

⑬各スピッツに必要な量を採血する。

⑭手を開くように促し，駆血帯をはずす。

⑮針をすばやく抜き，アルコール綿で採血部位を押さえ，止血が確認されたら圧迫をはずす。

⑯採血した血液を各スピッツに注入する。

⑰注射針はリキャップせずに，注射器とともに針捨て容器に廃棄する。

⑱衣類を整え，実施サインをする。

⑲速やかに検査室に提出する。

真空管を使用する場合

❸ 必要物品

①採血用ホルダー

②真空管採血用採血針（22 〜 21 G）

③真空採血管

④アルコール綿など

⑤ディスポーザブル手袋

⑥絆創膏

⑦駆血帯

⑧肘枕

⑨針捨て容器

❹ 手順

①ケアの受け手に声をかけ同意と協力を得る。

②ケアの受け手の状態から実施可能か判断する。

③必要物品を準備する。

④医師の指示内容を確認する。

⑤氏名をスピッツラベル，リストバンド，ベッドネームで確認する。

⑥体位を整え，自分も静脈血採血をしやすい姿勢をとる。

⑦肘関節の下に肘枕を当てる。

⑧採血部位より中枢側に駆血帯を締め，静脈が浮き出るのを待ち，穿刺しやすい静脈を決める。

⑨穿刺時に痛み・しびれなど症状が出現した場合，訴えるように説明する。

⑩ディスポーザブル手袋を装着する。

⑪注射部位をアルコール綿で消毒する（事前にアルコールの禁忌を確認しておく）。

⑫刺入部位の皮膚を前に引いて伸展させ，採血針を刺入する。

⑬採血用ホルダーを固定し，真空採血管を採血用ホルダーの中に入れ，後ろから押し込む。

⑭真空採血管内への血液流出が停止したら，真空採血管のみを採血用ホルダーからはずす。

⑮真空採血管が複数ある場合は，採血用ホルダーを固定したまま真空採血管のみ交換する。

⑯手を開くように促し，駆血帯をはずす。

⑰針をすばやく抜き，アルコール綿で採血部位を押さえ，止血が確認されたら圧迫をはずす。

⑱注射針はリキャップせずに，注射器とともに針捨て容器に廃棄する。

⑲衣類を整え，実施にサインする。

ミニ実践（OJT） 静脈血採血と検体の取り扱いについて学んでみよう！

①末梢静脈から点滴投与が行われている場合，血液に薬剤が混入することで検査データが変化してしまう可能性がある。

②シャントや人工血管が造設されているときは，閉塞する危険性がある。

③乳がんなどで腋窩リンパ節郭清をしたケアの受け手は，リンパ浮腫や感染を起こしやすい。

④採血中，血管迷走神経反射（vasovagal reflex：VVR）を起こす可能性があるため，採血中はケアの受け手の観察を怠らない。

（2）動脈血採血（血ガス）

❶ 目的

動脈血を採血して，酸素や二酸化炭素の血中濃度，炭酸ガスの成分，pH などを分析する。

❷ 適応

● 血中酸素，血中炭酸ガスや pH の分析が必要な場合

❸ 必要物品（写真２）

①指示伝票
②動脈血採血キット
③検査ラベル（動脈血採血キット添付用）
④アルコール綿など
⑤針捨て容器
⑥ディスポーザブル手袋
⑦絆創膏

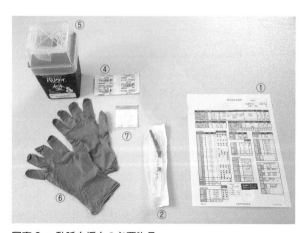

写真２ ● 動脈血採血の必要物品

❹ 手順

①ケアの受け手に声をかけ同意と協力を得る。

②ケアの受け手の状態から実施可能か判断する。

③必要物品を準備する。

④ディスポーザブル手袋を装着する。

⑤医師が穿刺する部位に応じて看護師は体位を整える。

⑥医師がアルコール綿で消毒する。

⑦針を抜いた後，最低5分間は圧迫止血する。

⑧採血後，針刺し防止機能を用いて針をカバーした後，針をシリンジからはずす。シリンジに気泡防止フィルターを付けて，内筒をゆっくり押しながらシリンジ内の気泡を抜いて空気の混入を避ける（**写真3**）。

⑨検体を速やかに提出する。

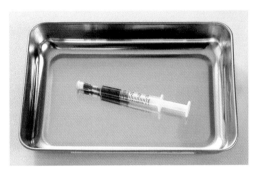

写真3 ● 動脈血採血後のシリンジの取り扱い

（3）血液培養

❶ 目的

血流感染症を診断する。

❷ 適応

●敗血症，菌血症が疑われる場合

❸ 必要物品（写真4）

①指示伝票

②培養ボトル（嫌気性・好気性）2セット

③アルコール綿

④ポビドンヨード付綿棒　2セット

⑤シリンジ20mL　2本

⑥注射針　2本

⑦駆血帯

⑧滅菌手袋　２組

⑨検体ラベル（シール）

⑩肘枕

⑪絆創膏

⑫針捨て容器

⑬ディスポーザブル手袋

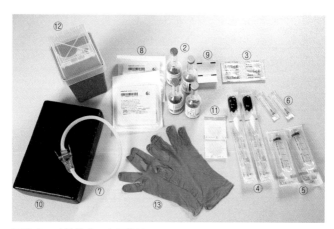

写真4 ● 血液培養の必要物品

❹ **手順**

①ケアの受け手に声をかけ同意と協力を得る。

②ケアの受け手の状態から実施可能か判断する。

③必要物品を準備する。

④容器に検体ラベルを貼る。

⑤手指を消毒し，ディスポーザブル手袋を装着する。

⑥培養ボトルのキャップをはずし，ゴム栓の表面をポビドンヨードなどで消毒し乾燥させ
　る。

⑦ポビドンヨードで穿刺部位を消毒し，２分間以上乾燥させる。

⑧採血時は滅菌手袋を装着する。
　●静脈血採血の場合は，静脈血採血の手順に準ずる。
　●動脈血採血の場合は，医師が行い，動脈血採血の手順に準ずる。

⑨採血した血液を血液培養ボトルに入れる。
　●嫌気ボトル→好気ボトルの順で入れる。

⑩血液培養2セット採取する。

⑪速やかに検体を検査室に提出する。

ミニ実践（OJT）　血液培養と検体の取り扱いについて学んでみよう！

①コンタミ率を低く採血する。

- コンタミ：臓器や微生物を人工的に培養するときの雑菌の混入をコンタミネーション（contamination）といい，雑菌の混入割合が高い場合はコンタミ率が高い，混入割合が低い場合をコンタミ率が低いという。

②培養用血液の採血部位に注意する。

- 動脈血と静脈血で菌の検出率に差がないことから，採血部位は前腕肘窩の肘静脈（橈側皮静脈，尺側皮静脈，正中皮静脈など）とする。
- 鼠径部からの採血は雑菌の混入（コンタミ率）が高いので，避けるのが好ましい。

③2検体採取する。

- 血液培養による診断が緊急を要する状況では，1回目の採血の直後に別の場所から2回目の採血を行う。

3 ┃ 採尿・尿検査の方法と検体の取り扱い

❶ 目的

尿中の成分を分析する。

❷ 適応

- 一般的な尿検査や尿路感染症を診断する場合

❸ 必要物品（写真5）

①採尿スピッツ（細菌検査の場合は滅菌スピッツを使用）

②採尿コップ（ハルンカップ：細菌検査の場合は滅菌カップを使用）

③検体ラベル

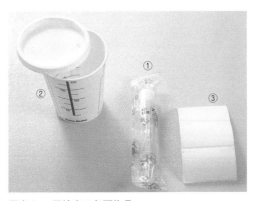

写真5 ●尿検査の必要物品

❹ 手順

①ケアの受け手に声をかけ同意と協力を得る。

②ケアの受け手の状態から実施可能か判断する。

③必要物品を準備する。

④容器に検体ラベルを貼る。

⑤最初と最後の尿はとらずに，中間の尿のみ検尿コップに少量採取するよう指示する。

⑥速やかに検査室に提出する。

4 │ 血糖値測定と検体の取り扱い

❶ 目的

　インスリン治療の効果を確認し，注射の回数や投与量を調節する。インスリンによる低血糖を早期に発見し，正しく対処する。

❷ 適応

● 糖尿病でインスリン治療を行っている場合

❸ 必要物品（写真6）

①指示を確認できるもの

②簡易血糖測定器

③簡易血糖測定器用チップ

④採血用穿刺器具

⑤採血用穿刺針

⑥アルコール綿など

⑦針捨て容器

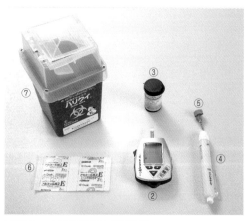

写真6 ● 血糖値測定の必要物品

④ **手順**

①ケアの受け手に声をかけ同意と協力を得る。

②簡易血糖測定器を準備する。

③穿刺予定部位（指先など）をアルコール綿で消毒する。

④穿刺した部位を軽く押して，簡易血糖測定器のチップに吸い上げる。

⑤測定値を読み取る。

⑥針を針捨て容器に入れる。チップを片付ける。

⑤ **記載事項**

● 血糖値およびケアの受け手の状態，反応

5 心電図モニターの装着・管理

① **目的**

不整脈の判定，病態や重症度に至るまでの情報を得る。

② **適応**

● 不整脈の確認，侵襲の大きい検査，術中・術後の管理，全身状態が不安定な場合

③ **必要物品（写真７）**

①心電図モニター

②ポケット式送信機

③ディスポーザブル手袋

④アルコール綿

④ **手順**

①ケアの受け手に声をかけ同意と協力を得る。

②モニターの種類（３点装着）（**写真８**）

③モニターの動作を確認する。

④ポケット式送信機の取り扱いを説明する。

⑤ **記載事項**

● ケアの受け手の状態，反応

ミニ実践（OJT） 心電図モニターの装着と管理について学んでみよう！

①モニターアラームが鳴った場合は，波形を確認する。

②直接観察に行く。

③レベルⅡ・Ⅲナースに報告する。

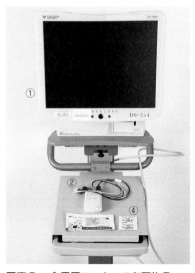

写真7 ● 心電図モニターの必要物品

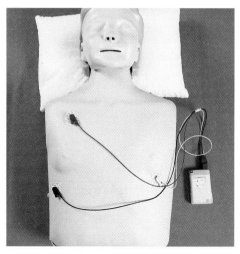

写真8 ● モニターの3点装着方法

6 | 12誘導心電図の装着・管理

❶ 目的

心電図で心疾患や不整脈を診断する。

❷ 適応

①心拍異常の診断・確認

②心筋障害の程度と範囲の診断

③全身的変化の診断

❸ 必要物品

● 心電計

❹ 手順

①ケアの受け手に声をかけ同意と協力を得る。

②ケアの受け手の状態から実施可能か判断する。

③必要物品を準備する。

④検査対象者と伝票の名前に相違ないか確認する。

⑤スクリーン（またはカーテン）をする。

⑥心電計の電源を入れる。

⑦記録用紙がセットされていることを確認する。

⑧臥床させ，安静にしてもらう。

⑨電極を適切な位置に装着する。

⑩心電図の記録を開始する（スタートボタンを押す）。

⑪記録が終了したら，電極をはずす。

⑫寝衣，掛物を整える。

7 | 動脈血酸素飽和度（SaO₂）測定：パルスオキシメーターによる測定

❶ 目的

①呼吸管理において SaO_2 を測定することによって，血中の酸素分圧を推測し，酸素吸入の目安とする。

▶酸素流量を変更する場合には，必ず PaO_2（動脈血酸素分圧）を測定する。

▶ $PaCO_2$（動脈血二酸化炭素分圧）は推測できないので，SaO_2 だけで酸素流量を変更すると，CO_2 ナルコーシスの危険がある。

▶ CO_2 の蓄積は呼吸中枢の反応を弱め呼吸抑制が起こる。

②早期に換気状態の変化を発見する。

③呼吸理学療法の実施やその効果を知る。

❷ 適応

●末梢血中酸素飽和度を確認する場合

❸ 必要物品

●パルスオキシメーター（**写真9**）

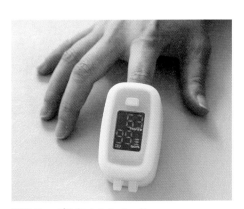

写真9 ● パルスオキシメーター

❹ 手順

①ケアの受け手に声をかけ同意と協力を得る。

②必要物品を準備する。

③パルスオキシメーターを指先に装着してもらい，測定する。

⑤ **記載事項**

● ケアの受け手の状態，反応

┌───┐
│ ミニ実践(OJT) **動脈血酸素飽和度（SaO₂）について学んでみよう！** │
└───┘

①指先の組織に光を当てて測定することから，マニキュアを除去する。

②血圧のマンシェットが巻かれている側につけると血流が止まって測定不能になるので，マンシェットが巻かれていないほうの指に装着する。

2 レベルⅡ ┃知識の例┃

①解剖生理とフィジカルアセスメントの再確認

②検査データ，画像データと疾病や症状，障がいとの関連

③臓器の障害の程度の観察

3 レベルⅢ ┃知識の例┃

①呼吸不全のアセスメント（「フィジカルアセスメント」（p28）参照）

②心不全のアセスメント

③病期の判断

④急性増悪の判断

［文献］

1）安藤郁子（編著）：根拠と写真で学ぶ看護技術2　観察・処置を支える援助．p99，中央法規，2011.

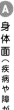

b 実践（OJT） 身体面（疾病や障がい）について ケアをしながら学んでみよう！

①身体面（疾患や障がい）に関する情報収集方法について，以下を実施する。

- ●ケアの受け手の年齢や状況に応じ，反応をみながら訴え・症状を確認する。
- ●助言を得ながらフィジカルアセスメントを実施し，報告をする。
- ●記録や報告・カンファレンスなどから既往歴・現病歴・服薬内容・医療的処置・疾患 や障がいの状況を整理する。

②身体面について，観察やデータに基づき正常・異常の判断をする。

1 レベルⅠ 実践（OJT）

レベルⅠナースの学習ポイント

▶ 五感（視覚・聴覚・嗅覚・味覚・触覚）を使ってケアの受け手の異常に気づくことができる。

▶ 脈拍数・呼吸数や血圧などは，医療機器が示す数値でそのまま状態を判断せず，自分自身 の五感を使って再度測定し，数値の信頼性を高める。

▶ 皮膚に触れることで，皮膚の温度や力の入り方，皮膚の湿潤，冷感，熱感，乾燥の有無， 浮腫などを観察できる。

▶ ケアの受け手に直接会うことで，表情や視線，顔色など，いつもとの違いを観察できる。 現在の状態は，自分が前回観察した時の状態と同じなのか，違っているのかを比較する。 しばらく担当していない場合には，チームリーダーやメンバーをはじめとした多職種で情 報を共有し，普段との違いを判断する。または，看護記録などから情報収集を行い，現在 の状態を判断する。

▶ 重点的な観察ポイントは，これまで各勤務帯で記録されている看護記録を参考にする。

▶ 「何かへんだな？」と，普段との違いに気づけるように，ケアの受け手の平常時と比較し て観察する。

▶ 急変の徴候をキャッチしたら…

- ●人を呼び「急変です！」「場所・氏名・簡単な状況」を伝える。
  - ・大声・ナースコール・PHS・近くの人に頼む
- ●その場を決して離れない。
- ●意識状態の確認
  - ・両肩を叩きながら「わかりますか？」→気道の確保→呼吸の確認→循環の確認を行う
- ●安全確保・感染予防を行う。

▶ 安全確保・感染予防を行う。

▶ レベルⅠナースが初めて観察を行う場合には，レベルⅡ・Ⅲナースは，レベルⅠナースと共に観察を行う。

▶ レベルⅡ・Ⅲナースは，レベルⅠナースの能力に応じて，適宜指示を出すなどの見守る姿勢を心がけ，決して最初から一人にしないようにする。

▶ レベルⅡ・Ⅲナースは，レベルⅠナースが担当しているケアの受け手を身体面（疾病や障がい）の視点で観察できているか注意しながら，常に対話を心がけ，できるだけ看護の場面を共有できるようにかかわる。

② レベルⅡ 実践（OJT）

①身体面（疾病や障がい）に関する情報収集方法について，以下を実施する。
- 検査データや画像データから疾患や症状，障がいとの関連を説明する。
- フィジカルアセスメントの結果から，疾患や症状，障がいとの関連を説明する。
- 経過に応じた疾患や障がいの観察と解釈をする。
- 比較的安定している状態に対して，正確なフィジカルアセスメントと適時性のある報告をする。

②経過に応じた疾病や障がいの観察と解釈をする。

③比較的鑑定している状態に対して，正確なフィジカルアセスメントと適時性のある報告をする。

③ レベルⅢ 実践（OJT）

①発達段階や病期および病態，認知症の有無などに応じた情報収集から，優先度の高いニーズを判断し，健康状態全般に応じた情報収集を行う意味を説明する。

②複雑な状況（例：複数疾患，急激な状態変化など）において，疾患や障がいの経過に応じた優先度の高いニーズを判断し，説明する。

③呼吸不全／心不全に対して，状況や優先度に応じたフィジカルアセスメントを行い，説明する。

MEMO

B 身体面（生活）

a 知識の例 身体面（生活）にかかわる援助技術

1 レベルⅠ 知識の例

1 日常生活自立度

表1に障がい高齢者の日常生活自立度（寝たきり度）を示す。

表1 ● 障がい高齢者の日常生活自立度（寝たきり度）（厚生労働省）

調査対象者について，調査時の様子から下記の判定基準を参考に該当するものに〇印をつけること。なお，全く障がい等を有しない者については，自立に〇をつけること。

生活自立	ランクJ	何らかの障がい等を有するが，日常生活はほぼ自立しており独力で外出する 1. 交通機関等を利用して外出する 2. 隣近所へなら外出する
準寝たきり	ランクA	屋内での生活は概ね自立しているが，介助なしには外出しない 1. 介助により外出し，日中はほとんどベッドから離れて生活する 2. 外出の頻度が少なく，日中も寝たり起きたりの生活をしている
寝たきり	ランクB	屋内での生活は何らかの介助を要し，日中もベッド上での生活が主体であるが，座位を保つ 1. 車いすに移乗し，食事，排泄はベッドから離れて行う 2. 介助により車いすに移乗する
	ランクC	1日中ベッド上で過ごし，排泄，食事，着替において介助を要する 1. 自力で寝返りをうつ 2. 自力では寝返りもうてない

※判定に当たっては，補装具や自助具等の器具を使用した状態であっても差し支えない。

2 日常生活行動に関する基本的なニーズ

以下の①～⑦の基本的なニーズについては，Ⅱ部の「B. ケアの提供」を参照。

①環境，日内変動，温度，湿度，採光

②食事，食物の摂取による影響，喫煙，飲酒，嗜好，習慣，嚥下力，アレルギー，経口，経腸

③排泄，排便，排尿

④活動，休息，体位，長期臥床，睡眠

⑤清潔，衣生活援助，入浴

⑥呼吸，循環，体温

⑦苦痛，安楽，精神的ストレス，疼痛，感染

3 コミュニケーション機能の把握

❶ コミュニケーション機能を把握する

● ケアの受け手のコミュニケーション機能に応じ，対話の方法を検討する。

［例］難聴，聴覚・視覚障害，言語障害，外国語

❷ ケアの受け手の非言語的コミュニケーションの特徴を把握する

● 表情：表情から感情や心理状態などを知ることができる。

● 視線：文化によってもさまざまであるが，視線をそらす場合は不安・不信感を抱いていることがある。また，会話に興味がない場合，緊張している場合もある。

● 身体の動き：うなずきは，会話に対する興味の表れや受容を表している。頭をかく，腕や足を組む，貧乏ゆすり，落ち着きがないなどは，不安や苛立ちを意味することがある。

❸ 表現の方法を把握する

　ケアの受け手が，自分の気持ちを適切に表現できないときは，押し黙ったり，看護師に怒りをぶつけたり，暴力を振るおうとする場合がある。このとき，行動を観察するだけでなく，ケアの受け手が何を表現しようとしているのか注意する。ふさわしくない行動をとるに至ったプロセス（話題や会話の流れなど）も同時に観察することで，ケアの受け手の気持ちの表現方法なども探る。

2 レベルⅡ 知識の例

①疾患や障がいをもつケアの受け手の日常生活支援のためのフィジカルアセスメント

- 運動・感覚器
- 住環境を考慮したアセスメント
- 生活習慣を考慮したアセスメント

［事例］

　以下の事例について，上記3つの視点でアセスメントしてみよう！

　70歳代，男性。

　脳梗塞，右片麻痺，言語障害，4点杖で見守り対象である。

　エレベータなしの4階に在住，独居している。

　今まで一人で食事，洗濯，掃除などの家事をこなしてきた。

自宅には手すりもなく風呂場とトイレに段差あり。

毎日ビールを2～3本飲酒しており，喫煙歴あり。

3 レベルⅢ 知識の例

①ケアの受け手のセルフケア能力向上に向けたニーズのとらえ方
- セルフケア支援のための看護師の役割
- 病状理解の確認
- セルフケアのマネジメント
- 行動の動機づけ

b 実践（OJT） 身体面（生活）について ケアをしながら考えてみよう！

1 レベルI 実践（OJT）

①身体面（生活）に関する情報収集方法について，以下を実施する。

- ● ケアの受け手の行動や言動，表情から，安全・安楽・安寧の状況について助言を得な
がらアセスメントする。
- ● ケアの受け手の生活に関する基本的なニーズに関する情報を，本人や他者から得る。
- ● 記録や報告・カンファレンスなどから，基礎情報を得る。

②助言を得ながら疾患や障がいによる日常生活上の留意点を挙げる。

③ケアの受け手を生活者としてとらえる視点に気づく。

レベルIナースの学習ポイント

▶ 五感（視覚・聴覚・嗅覚・味覚・触覚）を使ってケアの受け手の観察を行い，日常生活動作（ADL）との関連をアセスメントする。

▶ ケアの受け手のADLは，バイタルサインの変化に直接的な影響をうけるため，活動量の変化については注意深く観察を行う。

▶ 活動量の増加や精神的な影響によるバイタルサインの一時的な変動は，休息をとることによって，元の数値に戻る場合がある。

▶ ケアの受け手の日常生活に関する基本的なニーズについては，本人や家族から情報を得ると共に，チームリーダーやメンバーをはじめとした多職種で行われるカンファレンスや，各専門職が記載している記録などからも情報を得る。

▶ 家庭内の心配事などに関しては，レベルIナースには対応が難しい場合もあるので，そのような場合には，師長や主任，または指導ナースと共に情報を得ることも考慮する。

▶ ケアの受け手と信頼関係を構築できるように看護師として誠実に対応する。

▶ 理学療法士（PT）・作業療法士（OT）・言語聴覚士（ST）によるリハビリテーションが行われている場合には，PT・OT・STとの情報交換を密に行い，ケアの受け手のADLに対する介入方法の統一性や継続性を保つようにする。

▶ 重点的な観察ポイントは，これまで各勤務帯で記入されている看護記録を参考にする。

▶ ケアの受け手が日常生活を送る際に，問題となる点について関心を寄せて情報収集を行う。

▷ レベルⅡ・Ⅲナースは，レベルⅠナースが担当しているケアの受け手を身体面（生活）の視点で観察できているか注意しながら，常に対話を心がけ，できるだけ看護の場面を共有できるようにかかわる。

▷ ケアの受け手にコミュニケーション機能の低下がある場合には，レベルⅠナースがケアを行う際，レベルⅡ・Ⅲナースは出来るだけ同席し，重要な情報を適切に把握できるようにかかわる。

▷ レベルⅠナースのコミュニケーションの取り方が，ケアの受け手に相応しくないために，不安や不満，不信感などを増強させてしまう恐れがある場合には，適切なタイミングで介入する。

▷ レベルⅠナースのコミュニケーションの取り方に課題がある場合には，レベルⅡ・Ⅲナースは，レベルⅠナースが自分自身を振り返る機会を設ける

2 レベルⅡ 実践（OJT）

①疾患や障がいによる身体面（生活）への影響に関する情報収集方法について，以下を実施する。
- 本人や多職種から住環境や生活習慣を確認する。
- 住環境や生活習慣に応じて必要なフィジカルアセスメントを実施し，報告する。

②疾患や障がいによる日常生活上の留意点を挙げる。

③経過に応じた疾患や障がいによる日常生活行動の変化を挙げる。

④ケアの受け手の苦痛・安楽の視点から，生活における不自由さを把握する。

［アセスメントガイド］

（1）本人や家族がどのような環境ですごしているのか。
- 本人の起床から就寝までの日常生活における変化はあったか。
- 本人や家族，多職種から情報を得たか。
- 住環境や生活習慣について本人や家族の困っていることは何か。
- 住環境や生活習慣について本人や家族の受け止め方はどうか。
- 住環境や生活習慣についてどのように過ごしていきたいか。

（2）疾患や障がいにより，日常生活を送ることで道具（排泄・食事・睡眠・清潔）は必要か。

（3）疾患や障がいにより困っていることは何か。

（4）疾患や障がいにより不自由さを感じていないか。

3 レベルⅢ 実践（OJT）

①生活習慣や生活の変化などを踏まえたセルフケア能力向上に向けたニーズの判断について，事例を用いて説明する。

②ケアの受け手の苦痛・安楽・安寧を，スケールなどを用いて評価し，生活における不自由さを把握する。

C 精神面

a 知識の例 精神面にかかわる援助技術

① レベルI 知識の例

1 認知機能の評価

認知とは，推理・判断・記憶などの機能を含み，情報を能動的に収集し処理することである。ケアの受け手の認知機能を観察する場合には，観察者は，主観的な解釈にならないように注意する。

1 見当識障害

見当識とは，現在自分が置かれている状況を正しく認識する能力をいう。見当識に障害があるか否かは，以下のような質問をしながら反応を観察する。

［例］「最近，物覚えが悪くなったと思うことがありますか」

「物をどこかに置き忘れてしまったとき，どうすればよいかわからなくなったことがありますか」

質問しながら慎重に観察を行い，さらに観察が必要な場合は，以下のような質問を行い，反応を観察する。

［例］「今は何時ですか」

「ここはどこですか」

「今日は何月何日ですか」

「（医師や看護師，家族を指さして）この人は誰ですか」

「（身近にあるものを指さして）これは何ですか」

「今朝，ごはんを食べましたか」

これらの質問にあいまいな回答しかできなければ，ケアの受け手の家族（ケアの受け手と一緒に生活をしている人）にふだんの様子を聞いて判断材料にするとよい。たまたま，そのときに答えられなかっただけかもしれないので，的確に判断する場合には，家族の話と自らが観察した内容の両方を参考にする。

2 | 記 憶

記憶の観察では，最近のことが記憶されているかどうかを確認する。

［例］「今朝，ごはんを食べましたか」

記憶障害の程度を評価する場合は，ケアの受け手一人から情報を得ようとしても不明点が残ることがあるので，家族からも情報を収集することが望ましい。

2 精神面のニーズのとらえ方の視点

1 | 健康状態・疾患・症状・治療への理解

❶ 外観の変化

ボディイメージとは，自分の身体について，自分自身が思い描く姿である。ボディーイメージにおける出来事は本人に大きなダメージを与える。

①手術後の身体の変化を受け入れられない。

［例］乳房切除，ストマ造設，麻痺，脱毛，下肢切除など

②身体の変化について他人がどうみているのかを過度に気にする。

❷ 機能の喪失

外観の変化のみならず，歩行困難や生殖機能の喪失などがある。

2 | 精神的に不安定な反応や症状

❶ 集中力の有無

集中力がない状態では，次のような様子がみられる。

- 会話が混乱する。
- 話の流れについていけない。
- 看護師が話している言葉の内容や意味を考えようとせず，自分の頭に浮かんだことを口走る。

❷ 情緒不安定な様子

情緒不安定な場合は，気持ちの揺れ，過剰な反応，無感動，短気，不安な様子などがみられることがある。情緒不安定な様子を，安易に性格上の問題として決めつけないように心がける。

3 | 性 格

①感情が表に表れやすい。

②くよくよと悩む。

③ゆっくり考えないと納得しない。

④十分な説明がないと気がすまない。

⑤迅速に進まないとイライラする。

② レベルⅡ 〔知識の例〕

①健康状態の変化に伴う精神面の変化

②精神面のアセスメント

③ レベルⅢ 〔知識の例〕

①言語的・非言語的コミュニケーション

b 実践(OJT) 精神面についてケアをしながら学んでみよう！

1 レベルI 実践(OJT)

①精神面に関する情報収集方法について，以下を実施する。

- 言動から，認知機能を評価する。
- 言動や表情から，基本的なニーズに関する情報を得る。
- 記録や報告・カンファレンスなどから，情報を得る。

②ケアの受け手の精神面に関する情報を，助言を得ながら整理する。

③ケアの受け手自身の現状に対する認識を把握する。

レベルIナースの学習ポイント

▶ 五感（視覚・聴覚・嗅覚・味覚・触覚）を使ってケアの受け手の観察を行い，精神面との関連をアセスメントする。

▶ ケアの受け手の認知機能が何らかの理由による障害されている場合は，ケアの受け手自身が感じる主観的な訴えを解釈することが困難な場合があるため，広い視野を持ってケアの受け手を観察すること。

▶ ケアの受け手が話していることや行動をよく観察し，考え方や感じ方の特徴をとらえる。［例］声のトーン，大きさ，スピード，うなずき，目を見る，反応，表情，態度など。

▶ ケアの受け手が，自分の姿を受け入れられるようになるためのかかわりとして，看護師はともに考え，ともに悩み，できることから徐々にすすめていくよう支えることが大切である。ケアの受け手の気持ちが沈んでいるときには，決して焦らず，時間をかけて，ゆっくりと話を聴く姿勢を忘れない。

▶ 会話の中で，ケアの受け手の反応がない場合，以下のような推測で対応しない。

- 「聞こえていないのか」
- 「言葉が理解できないのか」
- 「言葉が話せないのか」 など

▶ 認知機能を評価する際には，ケアの受け手に対して人格を尊重し，誠実な態度で接することを忘れない。

▶ ケアの受け手の精神面に関する情報は，本人や家族から得るとともに，チームリーダーやメンバーをはじめとした多職種で行われるカンファレンスや，各専門職が記載している記録などからも情報を得る。

▶ 重点的な観察ポイントは，これまで各勤務帯で記入されている看護記録を参考にする。

- ▶ レベルⅡ・Ⅲナースは，レベルⅠナースが担当しているケアの受け手を精神面の視点で観察できているか注意しながら，常に対話を心がけ，できるだけ看護の場面を共有できるようにかかわる。
- ▶ ケアの受け手に認知機能の低下がある場合には，レベルⅠナースがケアを行う際には，必ず同席し，重要な情報を適切に把握できるようにする。
- ▶ レベルⅠナースのコミュニケーションの取り方が，ケアの受け手に相応しくないために，不安や不満，不信感などを増強させてしまう恐れがある場合には，適切なタイミングで介入する。
- ▶ レベルⅠナースのコミュニケーションの取り方に課題がある場合には，レベルⅠナースが自分自身を振り返る機会を設ける。
- ▶ レベルⅠナースが，認知機能の評価を行う質問の場面では，ケアの受け手にふさわしくないように注意しながら見守る。言葉遣いや態度面で気になる部分がある場合には，ケアの受け手への負担を最小限にするように配慮し介入する。

2 レベルⅡ 実践(OJT)

①健康状態の変化による精神面への影響に関する情報を，本人や家族，多職種から入手する。
②精神面の日常生活や治療への影響について留意点を挙げる。
③ケアの受け手の精神面における課題を整理する。

[アセスメントガイド]

(1) 健康状態の変化により気持ちは変わったか。
- 本人や家族，多職種からも情報を得たか。

(2) 本人や家族がどのような環境ですごしているのか。
- 本人の起床から就寝までの日常生活における変化はあったか。

(3) 気持ちの変化により困っていることは何か。

(4) 気持ちの変化により不自由さを感じていないか。

3 レベルⅢ 実践(OJT)

①ケアの受け手の精神面における状況や課題を，意図的なコミュニケーションから把握し，説明する。

MEMO

D 社会面

1　レベルⅠ　知識の例

社会的ニーズのとらえ方の視点

1 | 家族構成・家族関係・キーパーソン

さまざまな家族背景があり，家族の背景など入院生活の場面以外の配慮を行う。

2 | 家族のサポート

ケアの受け手が，家族の支援だけで健康な社会生活を維持していけるかを確認する。ケアの受け手や家族が必要とする支援の内容を確認し，情報を得ておくことで，手続きを円滑に進めることができる。

3 | 経済的な情報（経済状況，医療費負担状況）

利用できる社会資源を確認する。

4 | 社会的役割（職業，就業状況）

疾病の原因が職業に関連しているか確認する。

情報収集を進めるなかで，仕事に対する考え方や思いについて知る。

ケアの受け手本人から十分な情報が得られない場合には，家族や同僚の話を手がかりに，徐々に本人から情報収集を進める。

5 | その他他者との関係・交流

地域特有の考え方や風習などについての情報は，ケアの受け手を理解するのに欠かせないものである。また，自宅周辺の環境を聞くことにより，退院後の生活をイメージすることができる。

家族や親戚・友人との関係をうまく保つことができないと，社会のなかで孤立しやすくな

る。

❶ **ケアの受け手や家族の想い，希望を把握する**

- どのように過ごしたいですか？
- どこで過ごしたいですか？
- 何を大切にしたいのですか？
- 何は避けたいのですか？
- どんなことが気がかりなのですか？

❷ **ケアの受け手を取り巻く環境を把握する**

- ケアの受け手を取り巻く生活状況，医療資源，介護支援について，どんな職種がかかわっているのか？
- どのような生活環境か？
- どのような経済的な状況か？
- どのような支援や環境調整が必要となるのか？
- どのような職種の介入が必要か？
- 誰がいつどのように対応するのか？
- かかわる人たちの調整や役割分担は，誰がいつどのように行うのか？

2 レベルⅡ 知識の例

①健康状態の変化に伴うケアの受け手の社会面の変化と，周囲の人々への影響

3 レベルⅢ 知識の例

①介護力のアセスメント
②地域の把握

b 実践(OJT) 社会面について ケアをしながら学んでみよう！

1 レベルⅠ 実践(OJT)

①社会面に関する情報収集方法について，以下を実施する。

- 本人に確認しながら基礎情報を得る。
- 記録や報告・カンファレンスなどから，基礎情報を得る。

②ケアの受け手の社会面に関する情報を，助言を得ながら整理する。

レベルⅠナースの学習ポイント

▶ 五感（視覚・聴覚・嗅覚・味覚・触覚）を使ってケアの受け手の観察を行い，社会面との関連をアセスメントする。

▶ ケアの受け手の社会面に関する情報は，本人や家族から得るとともに，チームリーダーやメンバーをはじめとした多職種で行われるカンファレンスや，各専門職が記載している記録などからも情報を得る。

▶ 家庭内の心配事などに関しては，レベルⅠナースには対応が難しい場合もあるので，そのような場合には，師長や主任，または指導ナースとともに情報を得ることも考慮する。

▶ ケアの受け手と信頼関係を構築できるように看護師として誠実に対応する。

▶ 理学療法士（PT）・作業療法士（OT）・言語聴覚士（ST）によるリハビリテーションが行われている場合には，PT・OT・STとの情報交換を密に行い，ケアの受け手の日常生活動作（ADL）に対する介入方法の統一性や継続性を保つようにする。

▶ 重点的な観察ポイントは，これまで各勤務帯で記入されている看護記録を参考にする。

▶ ケアの受け手が日常生活を送る際に，問題になる点について関心を寄せて情報収集を行う。

レベルⅡ・Ⅲナースの指導ポイント

▶ レベルⅡ・Ⅲナースは，レベルⅠナースが担当しているケアの受け手を社会面の視点で観察できているか注意しながら，常に対話を心がけ，できるだけ看護の場面を共有できるようにかかわる。

▶ レベルⅠナースのコミュニケーションの取り方が，ケアの受け手にふさわしくないために，不安や不満，不信感などを増強させてしまう恐れがある場合には，適切なタイミングで介入する。

▶ レベルⅠナースのコミュニケーションの取り方に課題がある場合には，レベルⅠナースが自分自身を振り返る機会を設ける。

2 レベルⅡ 実践(OJT)

①健康状態の変化による精神面への影響に関する情報を，本人や家族，多職種から入手する。

②精神面の日常生活や治療への影響について留意点を挙げる。

③ケアの受け手の精神面における課題を整理する。

[アセスメントガイド]

(1) 健康状態の変化により本人を取り巻く環境は変わったか。

● 本人や家族，多職種からも情報を得たか。

(2) 本人を取り巻く環境の変化により困っていることは何か。

(3) 本人を取り巻く環境の変化により不自由さを感じていないか。

3 レベルⅢ 実践(OJT)

①ケアする受け手の社会面における課題を，事例を用いて以下の点から説明する。

● 社会資源

E 価値観や信条の側面（スピリチュアルな側面）

a 知識の例 価値観や信条の側面（スピリチュアルな側面）にかかわる援助技術

1 レベルⅠ 知識の例

■ 価値観や信条, QOLの側面のニーズのとらえ方の視点

1 | 価値観とは

何に価値があると認めるかに関する考え方である。価値（善・悪, 好ましいこと・好ましくないことなど）を判断するとき根底となるものの見方をいう。

「自己概念」とは,「自分は何者であるか」「どういう存在であるか」という自己イメージのことである。以下は, 価値観を知るポイントである。

①趣味や好きなこと
②大切にしているもの, 価値観や習慣
③気がかりや関心／気持ちの状態
④これまでの人生の経過
⑤生活状況
⑥周囲との関係性

2 | 価値観のとらえ方

①ケアの受け手のもつ価値観を受けとめるためには, ケアの受け手と看護職が心理的に接触している必要がある。
②看護職は, ケアの受け手の思いを, 肯定も否定もせずにそのまま受けとめる受容的な態度を心がける。
③看護職は, ケアの受け手の思いを共感的に理解するように心がける。
④傾聴を心がける。

2 レベルⅡ 知識の例

①価値観や信条，QOL の側面のアセスメント

3 レベルⅢ 知識の例

①価値観・信念・信条・思い，QOL を尊重するコミュニケーション方法

b 実践（OJT） 価値観や信条の側面（スピリチュアルな側面）についてケアをしながら学んでみよう！

1 レベルⅠ 実践（OJT）

①価値観や信条の側面に関する情報収集の方法について，以下を実施する。

- ケアの受け手の生活状況や生活史，家族背景，病状経過を知る。
- 言動や表情から，ケアの受け手が大切にしているものに関する情報を得る。
- 記録や報告・カンファレンスなどから，情報を得る。

②ケアの受け手の価値観や信条の側面に関する情報を，助言を得ながら整理する。

レベルⅠナースの学習ポイント

▶ 五感（視覚・聴覚・嗅覚・味覚・触覚）を使ってケアの受け手の観察を行い，スピリチュアルな側面との関連をアセスメントする。

▶ 自分自身の傾聴力について振り返りを行う。

▶ ケアの受け手の価値観や信条の側面に関する情報は，本人や家族から得るとともに，チームリーダーやメンバーをはじめとした多職種で行われるカンファレンスや，各専門職が記載している記録などからも情報を得る。

▶ 価値観や信条の側面の情報収集派に関しては，レベルⅠナースには対応が難しい場合もあるので，そのような場合には，師長や主任，または指導ナースと共に情報を得ることも考慮する。

▶ ケアの受け手と信頼関係を構築できるように看護師として誠実に対応する。

▶ 重点的な観察ポイントは，これまで各勤務帯で記入されている看護記録を参考にする。

▶ ケアの受け手が日常生活を送る際に，問題となる点について関心を寄せて情報収集を行う。

レベルⅡ・Ⅲナースの指導ポイント

▶ レベルⅠナースが担当しているケアの受け手を価値観や信条の側面の視点で観察できているか注意しながら，常に対話を心がけ，できるだけ看護の場面を共有できるようにかかわる。

▶ ケアの受け手のもつ価値観・信条に関する情報を扱う場合には，できるだけ同席し，ケアの受け手の気持ちに配慮する。

▶ レベルⅠナースのコミュニケーションの取り方が，ケアの受け手に相応しくないために，不安や不満，不信感などを増強させてしまう恐れがある場合には，適切なタイミングで介入する。

▶ レベルⅠナースのコミュニケーションの取り方に課題がある場合には，レベルⅠナースが自分自身を振り返る機会を設ける。

2 レベルⅡ 実践（OJT）

①価値観や信条の側面に関する情報収集方法について，以下を実施する。

- 疾患や生きることのとらえ方を理解するため，言動や表情，行動を観察する。
- ケアの受け手の言動から，つらさや価値観について気づき，その言動を記録する。

②ケアの受け手の価値観や信条の側面をアセスメントし，共感的態度で接する。

- ケアの受け手が生きていくうえで心の支えにしているものや，拠り所は何かを知り，ケアの受け手の意志を尊重できるように介入する。

3 レベルⅢ 実践（OJT）

①ケアの受け手の価値観・信念・信条・思いを，意図的なコミュニケーションから把握する。

②ケアの受け手の感情表出を促進するコミュニケーションを実施する。

③ケアの受け手の価値観や信条の側面に関するニーズについて，多職種と情報共有し，専門家の介入の必要性を判断する。

F ケアの受け手の全体像

a 知識の例 ケアの受け手の全体像にかかわる援助技術

1 レベルI 知識の例

身体的, 精神的, 社会的, スピリチュアルな側面に含まれる要素とそれぞれの関連性

4 側面をどうやってアセスメントするのか。たとえば, 得た情報を頭の中で整理して, 実際のケア介入時にどの側面との関係性なのかを考慮・配慮する (**表1**)。

表1 ● 全体像をとらえる側面

側面	情報	アセスメント	看護問題 (診断)	関連性
身体面 **(疾患・障がい)**	S： O：		#1	#2・3との関連性は重要であり症状悪化時は#3への配慮が必要。
身体面 **(生活)**	S： O：		#2	#1の状態を看ながら介入する。また, 回復に向けて#4への配慮も必要。
精神面	S： O：		#3	#5との関連性は強く, ケアの受け手のこれまでの背景を十分に考慮した介入をする。
社会面	S： O：		#4	#1・2をもとに入院前後の変化を考慮した介入をする。
スピリチュアル面	S： O：		#5	#3・4との関連性を考慮した傾聴や#2への介入が必要である。

S：主観的情報, O：客観的情報

② レベルⅡ 知識の例

①身体的，精神的，社会的，スピリチュアルな側面のケアの受け手の全体像の要約
②ケアの受け手の疾患や障害による体験理解

③ レベルⅢ 知識の例

①身体的，精神的，社会的，スピリチュアルな側面の情報のアセスメントの統合
　● 看護理論の理解

b　実践（OJT）　ケアの受け手の全体像について ケアをしながら学んでみよう！

1　レベルⅠ　実践（OJT）

①助言を得ながら，ケアの受け手のニーズを身体的・精神的・社会的・スピリチュアル面の
　4側面で整理する。

②助言を得ながら，ケアの受け手のニーズのうち，もっともケアが必要なニーズを挙げる。

③断片的であっても，ケアの受け手の置かれている現在の状況を把握する。

④ケアの受け手の情報について，守秘義務の遵守，個人情報の遵守のもと取り扱う。

> **レベルⅠナースの学習ポイント**

▶ 五感（視覚・聴覚・嗅覚・味覚・触覚）を使ってケアの受け手の観察を行い，身体的・精神的・
社会的・スピリチュアル面の4つの側面との関連をアセスメントする。

> **レベルⅡ・Ⅲナースの指導ポイント**

　▶レベルⅡ・Ⅲナースは，レベルⅠナースが担当しているケアの受け手を身体的・精
　神的・社会的・スピリチュアル面の4つの側面との関連をアセスメントできている
　か注意しながら，常に対話を心がけ，できるだけ看護の場面を共有できるようにか
　かわる。

2　レベルⅡ　実践（OJT）

①特に全体像をとらえて課題を判断したと感じるケアの受け手について，以下の点か
　ら記述する。
- 収集した情報を4つの側面で整理
- 整理した情報の関連
- 全体像の要約
- 多職種からの基本的な情報収集
- 過去の情報（健康状態や生活歴など）と現在の状況との関連

3　レベルⅢ　実践（OJT）

①個別性を踏まえた判断について，事例を用いて以下の点を説明する。
- 収集した情報を4つの側面で整理

- 整理した情報の関連
- 全体像の要約
- 科学的根拠と優先順位に基づく判断
- ケアの受け手の価値観に応じたニーズの判断
- 過去の情報や未来の状況（退院後や疾患の経過）に関する時間軸を広げた情報収集

II部 ケアする力

A ケアの改善

a 知識の例 ケアの改善にかかわる援助技術

1 レベルⅠ 知識の例

1 新人看護職員研修ガイドラインにおける【管理的側面についての到達目標】

1｜安全管理

Ⅱ部の「C 安全」（p178）を参照。

①施設における医療安全管理体制

②インシデント（ヒヤリハット）や事故の速やかな報告

2｜情報管理

①施設内の医療情報に関する規定

②ケアの受け手などに対し，適切な情報提供を行う方法

③プライバシーを保護して医療情報や記録物を取り扱う方法

④看護記録の目的を理解し，看護記録を正確に作成する方法

3｜業務管理

❶ 以下の業務の基準・手順

①日常生活援助技術

②診療の補助業務基準・手順

③侵襲を伴う検査・処置基準・手順

④病棟・部署の看護業務基準・手順など

❷ 複数のケアの受け手に対する看護ケアの優先度を考えて行動する方法

❸ 適切な業務上の報告・連絡・相談

Ⅲ部の「B コミュニケーション」（p236）を参照。

❹ 決められた業務を時間内に実施できるように調整する方法

①病棟・部署における看護業務基準・手順に準じた看護実践

②指導ナースとペアとなり，指導を受けながら，能力に応じて受け持ちケアの受け手への看護

4 | 薬剤管理

Ⅱ部の「B ケアの提供」 8 「予薬の技術」（p145）を参照。

5 | 災害・防災管理

Ⅱ部の「D 災害・防災管理」（p188）を参照。

①定期的な防災訓練に参加し，災害発生時（地震・火災・水害・停電など）には，決められた初期行動を先輩の指示やアクションカードに基づいて円滑に実施する方法
②施設内の消火設備の定位置と避難ルートを把握し，ケアの受け手に説明する方法

6 | 物品管理

❶ 規定に沿った適切な医療機器，器具の取り扱い

①医療機器管理基準・手順に準じた医療機器・器具の取り扱い
②医療機器を装着しているケアの受け手への看護基準・手順に準じた看護

❷ 看護用品・衛生材料の整備・点検

①病棟・部署における物品管理の方法について，看護業務基準・手順に準じた取り扱い
②看護基準・手順に沿った，ケアに必要な物品の準備

7 | コスト管理

①ケアの受け手の経済的負担を考慮した，物品の適切な使用
②費用対効果を考慮した，衛生材料の物品の適切な選択

2 ケアの記録

1 | 看護過程の展開

①基礎情報
②情報の整理／分類，アセスメント
③問題リスト
④看護計画
⑤経過記録（SOAP／フォーカスチャーティングなど）
⑥フローシート
⑦看護サマリー（退院・転科・中間）

2 レベルⅡ 知識の例

①看護計画の評価
②リフレクション
- リフレクションとは：内省のこと。自分自身の仕事や業務から一度離れてみて，仕事の流れや考え方・行動などを客観的に振り返ることをいう。
- 経験学習サイクルモデル（**図1**）

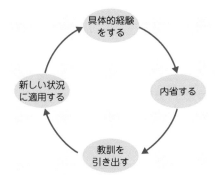

図1 ● コルブの経験学習サイクルモデル

(松尾睦：職場が生きる人が育つ「経験学習」入門.
p57, ダイヤモンド社, 2011. より)

　経験学習とは，経験を通じて学んだことを，次の経験に活かすためのプロセスを指す。「具体的経験をする」「内省する」「教訓を引き出す」「新しい状況に適用する」，これらの4つのステップからなるサイクルを繰り返すなかで，経験学習が行われるといわれている。
　①「具体的経験」をした後，
　②その内容を「内省し（振り返り）」
　③そこから「教訓」を引き出して
　④その教訓を「新しい状況に適用する」

3 レベルⅢ 知識の例

①エビデンスに基づくケア
- エビデンスの活用
- 研究成果の実践への反映

b 実践(OJT) ケアの改善について ケアをしながら学んでみよう！

1 レベルⅠ 実践(OJT)

①新人看護職員研修ガイドラインにおける「管理的側面についての到達目標」に基づきケアを実施する。

②自身の実施したケアに責任をもってケアの受け手の反応を確認する。

③実施したケアの過不足や問題点を見出す。

④看護記録の目的・意義を理解の上，助言を得ながら基礎情報，看護計画，経過記録，看護サマリーを記載する。

レベルⅠナースの学習ポイント

▶1 **安全管理**

①施設内の医療安全管理体制についてレベルⅡ・Ⅲナースから説明を受ける。

②インシデント（ヒヤリハット）・アクシデントが起きたときは先輩看護師に報告・相談する。

③インシデント（ヒヤリハット）・アクシデントレポートの目的を理解し，速やかに作成する。

▶2 **情報管理**

①施設内の医療情報に関する規定について説明を受ける。

②ケアの受け手・家族に対して説明を行う場合は，正確な情報を提供する。不確実な場合は，先輩看護師に相談する。

　(1) 入院時オリエンテーション

　(2) 看護計画の説明

③ケアの受け手・家族からの問い合わせの内容については，正確な情報を提供する。不確実な場合は，先輩看護師に相談する。

④施設内の個人情報保護に関する規定について説明を受ける。

⑤個人情報については，施設内規定に則り適切に取り扱う。

⑥施設内の看護記録基準に則り看護記録を作成する。

▶3 **業務管理**

①施設内の業務基準・手順について説明を受ける。

②患者の1日のスケジュール（タイムマネジメント）と自部署の1日のスケジュールを照合し，先輩看護師とともに実践できる。

③優先順位を考えて，先輩看護師とともに実践できる。

▶4　薬剤管理

①施設内の薬剤に関する規定について説明を受ける。

②施設内の薬剤に関する規定に則り，先輩看護師とともに実践する。

▶5　災害・防災管理

①施設内の災害・防災管理に関する規定について説明を受ける。

②施設内の災害・防災管理に関する規定に則り，先輩看護師とともに実践する。

▶6　物品管理

①施設内の医療機器管理・看護用品・衛生材料に関する規定について説明を受ける。

②施設内の医療機器管理・看護用品・衛生材料に関する規定に則り，先輩看護師とともに実践する。

▶7　コスト管理

①患者に合った物品について，先輩看護師に相談し，選択する。

レベルⅡ・Ⅲナースの指導ポイント

- ▶レベルⅡ・Ⅲナースは，レベルⅠナースが管理的な視点がもてているか注意しながら，常に対話を心がけ，できるだけ看護の場面を共有できるようにかかわる。
- ▶レベルⅡ・Ⅲナースは，施設内の規定について，レベルⅠナースに，わかりやすく説明する。
- ▶レベルⅡ・Ⅲナースは，施設内の規定に則り，レベルⅠナースとともに確認しながら実践する。

❷　レベルⅡ　実践（OJT）

①基礎情報，看護計画，経過記録，看護サマリーを，正確に時宜を得て記載する。

②状況に応じて看護計画をタイムリーに評価・修正する。

③リフレクションにより，自身の実施したケアを評価する。

④一人のケアの受け手に提供されているケア全体を把握して整理し，記述する。

❸　レベルⅢ　実践（OJT）

①ケアの改善について，事例を用いて以下の点から説明する。

- ●根拠に基づく自律的な評価
- ●データの活用
- ●エビデンスの活用
- ●ケアの改善に向けた適切な資源の活用

②複数のケアの受け手に提供されているケア全体を把握したうえで，ケアの優先度を
　判断し，説明する。

B ケアの提供

a 知識の例 ケアの提供にかかわる援助技術

1 レベルI 知識の例

1 新人看護職員研修ガイドラインにおける【環境調整技術】

1 療養生活環境調整

❶ **目的**

療養生活における物的・人的・生活環境を整える。

❷ **必要物品**

①環境測定用具（温度計・湿度計）

②個々のケアの受け手に必要とされる用具および生活用品

③粘着クリーナー

④ディスポーザブル手袋

⑤ビニール袋

⑥環境清拭クロス

❸ **手順**

①ケアの受け手に声をかけ同意と協力を得る。

②ケアの受け手の状態から実施可能か判断する。

③必要物品を準備する。

入室前の環境整備

①ベッド周りの物品をそろえる。

● ナースコール，いす，ごみ箱，オーバーテーブル，冷蔵庫，ピクトグラムなど

②清掃が行われているか確認する。

③病室の温度・湿度や換気の状態などの室内環境を確認し調整する。

④病状や状態を把握し必要な環境調整を行う。

⑤ベッドの高さは低めに設定する。

⑥転倒・転落事故につながらない環境調整への配慮が必要である。

入室中の環境調整

①ケアの受け手ができるだけ自立して行えるように環境を整える。

②定期的な病床の掃除やリネン類の交換を行う。

③ベッド周りでの安全・安楽が守られるように整える。

●臭気，採光，騒音に配慮する。

④必要に応じた寝具・リネンを選択する。

⑤感染対策に関する基準・手順に則った環境調整をする。

⑥家族の面会に必要な場所や空間を調整する。

⑦使用物品を片付ける。

2 ベッドメイキング（臥床ケアの受け手のシーツ交換を含む）

❶ 目的

①衛生管理

②感染予防

③褥瘡予防

④気分爽快

＊シーツ交換の際，ストッパー・ベッド柵・枕灯・ナースコールなどベッド周囲の点検・整備を含めて行う。

❷ 適応

①定期交換

②シーツや寝具類に汚染があった場合

❸ 必要物品

①シーツ（必要に応じて）

②掛け布団

③包布

④枕

⑤枕カバー

⑥ランドリーボックス

⑦毛布

❹ 手順

①ケアの受け手に声をかけ同意と協力を得る。

②ケアの受け手の状態から実施可能か判断する。

③必要物品を準備する。

④褥瘡の要因となるしわを作らないよう注意する。

⑤包布の結び目は，ケアの受け手が出入りしない側に置くようにする。

⑥ストッパー，ベッド柵，枕灯，ナースコールなどベッド周囲の点検整備を行い整える。

⑦使用済みリネン類はランドリーボックスなどに入れ回収する。

臥床時のシーツ交換

①ケアの受け手にシーツ交換の必要性を説明し，同意と協力を得る。

②ベッド上にあるナースコールやその他の物品を片付ける。

③側臥位の体勢保持が困難なケアの受け手の場合は，看護師2名で行い，1人が体幹を支えるなど，動線やボディメカニクスを考慮して能率的に行う。

④感染対策に配慮し，個人防護具（personal protective equipment：PPE）を装着して手早く交換する。

⑤感染対策に関する基準・手順に則り，汚物リネンとして処理する。

⑥ケアの受け手が不安にならぬよう，声かけを行いながら実施する。

⑦シーツ交換中は，ケアの受け手のバイタルサインの変化やルート類に注意する。

⑧1人でシーツ交換を行う場合はベッド柵をして転落を防ぐ。

⑨終了時のケアの受け手の状態を観察し，異常がないことを確認する。

　　　●体位・寝衣を整える。

⑩ナースコールを手の届く位置へ配置する。

⑪ケアの受け手の私物を元の位置に戻す。

⑫使用物品を片付ける。

2 新人看護職員研修ガイドラインにおける【食事援助技術】

1 食生活支援

①栄養状態のアセスメントができる（体格指数（BMI），血液データ，摂取エネルギー量など）。

②水分の電解質バランスのアセスメントができる。

③食欲のアセスメントができる。

④摂食・嚥下力のアセスメントができる。

⑤摂食行動のアセスメントができる。

⑥食生活変更の必要性，患者の認識・行動のアセスメントができる。

2 食事介助

❶ 目的

①必要な栄養所要量を安全に摂取・確保できる。

②残存機能を活かし，自助具を使いながら食事をすることができる。

❷ 適応

①摂食・嚥下障害の場合

②認知力低下・精神疾患などの場合

③失認・失行・視野障害・失損・骨折・麻痺の場合

❸ 必要物品

①食事用エプロン

②手拭きタオル

③食器（はし・スプーン・フォーク・吸い飲み・ストロー自助具など）

④フェイスシールド（必要時）

⑤ディスポーザブルエプロン・マスク・手袋（必要時）

❹ 手順

①ケアの受け手に声をかけ同意と協力を得る。

②ケアの受け手の状態から実施可能か判断する。

③必要物品を準備する。

④水分制限・食前薬の有無を確認する。

⑤ケアの受け手と治療食（食事内容，形態）の確認をする。

⑥食事に集中できる環境を作ることができる。

(1) ケアの受け手の興味を引く物が近くにないか確認する。

(2) 使い慣れた食器，自助具を使用する。

（3）集中できない場合，カーテンを閉めるなどして環境を作る。

⑦体位を整える。

　（1）誤嚥を予防するため，ケアの受け手に合った体位を整える。ただし，体位に指示がある場合はそれに従う。

　（2）介助者はケアの受け手より低い位置に座り，ケアの受け手が自然に頸部前屈位となるように体位を整える。

　（3）言語聴覚士（ST）が介入しているケアの受け手は，体位・食事形態ともにST指示に準ずる。

> **上体を起こせない場合**

● 上体を起こせないケアの受け手は，30°仰臥位とし，頸部を前屈させる。

> **いすの場合**

● 体幹が傾かないよう安定させ，テーブルの高さを調節して肘を固定し，足底を床に着ける。

> **ベッド上の場合**

● 上半身を15〜30°起こした仰臥位とする。

● 膝下に枕を入れて軽く屈曲させ，足底にクッションなどを当てて安定させる。

⑧ケアの受け手のペースに合わせて，少量ずつ口に運ぶ。

⑨食事中のケアの受け手の状態（嚥下や咀嚼の状態，嗜好の有無，摂取時間，量）の観察をする。

⑩食事が終了したら下膳をする。

⑪口腔ケアを行い，安楽な体位に整える。

● 食事と同様の姿勢で1〜2時間過ごすのが望ましいが，疲労により臥床する場合は，胃・食道逆流や誤嚥を防止する。

＊口腔ケアについては「日常生活援助手順」口腔ケア（p114）参照。

⑫使用物品を片付ける。

❺ 記載事項

● 食事の種類・摂取量

> **ミニ実践（OJT）** 食事介助についてケアをしながら学んでみよう！

● 嚥下や咀嚼の状態に問題がある場合は，誤嚥の危険があるため，食事形態の変更や言語聴覚療法（ST）介入を検討する。

3 │ 経管栄養法

❶ 目的

● 栄養補給・水分補給

❷ **適応**

①脳血管障害，認知症などにより自発的に摂取できない患者

②神経筋疾患などにより嚥下不能な患者

③嚥下障害があり，経口摂取できない患者

❸ **必要物品（写真1）**

①経管栄養セット

②水入れ・カップ

③シリンジカテーテルチップ1〜2本

④経管栄養剤

⑤聴診器

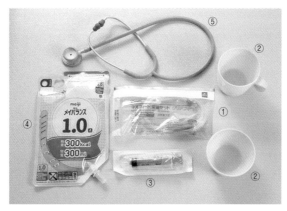

写真1 ● 経管栄養法の必要物品

❹ **手順**

①ケアの受け手に声をかけ同意と協力を得る。

②ケアの受け手の状態から実施可能か判断する。

③必要物品を準備する。

④手洗いをする。

⑤経管栄養剤と指示内容，容量が合っているか確認する。

⑥経管栄養セットのクレンメを閉め，経管栄養剤に接続する。

⑦名前を確認する。

⑧不安なくケアを受け入れられるように声かけをする。

⑨体位を整える。

● ギャッチアップ30〜60°挙上する。

経鼻胃管チューブの場合

①挿入位置を確認する。

②口腔内でチューブのたわみの有無を確認する。

③胃内に注入されていることを確認する。

④注入器で胃液を吸引する。

⑤注入器に空気を 5 mL 吸引し，上腹部（胃の位置）に聴診器を当て，勢いよく空気を注入し，気泡音を聴取する。

⑥咳嗽がないことを確認する。

⑦ 2 名で確認し，記録を残す。

胃瘻の場合

①胃瘻チューブに経管チューブを接続する。

②経管チューブのクレンメを緩め，栄養剤を流す。

- 注入速度は 400mL/ 時を目安とする。

③栄養剤の注入中や注入後の観察を行う。

④注入中に嘔吐が生じた場合はいったん中止し，適切に対処する。

⑤終了後はクレンメを閉め，水を注入する。

⑥体位，環境を整える。

- 終了後 30 分程度ギャッチアップのままとする。

⑦物品の後片付けをする。

⑧使用物品を片付ける。

❺ **記載事項**

- 時刻，実施記録，ケアの受け手の反応

❻ **経管栄養実施中のケア**

①胃瘻の挿入部の皮膚状態を観察し，清潔に保つ。

②チューブ交換の必要性，間隔について理解する。

③チューブの自己抜去を未然に防ぐケアの受け手指導の必要性や手順について理解する。

④意識障害や不穏のケアの受け手に対して，家族の理解を得て安全帯の使用を検討する。

ミニ実践（OJT） 経管栄養法についてケアをしながら学んでみよう！

①注入速度が適切であったか確認する。

②状況を医師に報告し，指示を確認する。

③終了後すぐにベッドを下げてしまうと，嘔吐の危険があるため，ギャッチアップのままとする。

88

3 新人看護職員研修ガイドラインにおける【排泄援助技術】

1 自然排尿・排便援助

（1）排尿援助（尿器）

❶ 目的

ケアの受け手の排泄能力を最大限に引き出し，自立性を高める。

❷ 適応

- 床上排泄をしている場合

❸ 必要物品

①尿器（女性用・男性用）

②トイレットペーパー

③ディスポメディカルシーツ

④陰部用タオル（使い捨ておしぼり）

⑤手拭きタオル

⑥バスタオル

⑦ディスポーザブル手袋

⑧ディスポーザブルエプロン

⑨ビニール袋

❹ 手順

①ケアの受け手に声をかけ同意と協力を得る。

②ケアの受け手の状態から実施可能か判断する。

③必要物品を準備する。

④カーテンを閉める。

⑤ディスポーザブルエプロンを着用する。

⑥ケアの受け手の掛物の上にバスタオルを広げ，その下で掛物を足元に向かって扇子折りにする。

⑦側臥位にし，ディスポメディカルシーツを敷く。

⑧仰臥位にし，膝を立て，腰を上げながら，寝衣を腰まで上げ，下着を下げる。

⑨ベッド頭部を挙上してセミファーラー位にする。

女性の場合

（1）膝を立て，尿器の口を会陰部に密着させる。

（2）恥骨部から尿道口にかけてトイレットペーパーを当て，尿の飛散を防ぎ尿器内に誘導する。

| 男性の場合 |

(1) セミファーラー位で両足を広げ，陰茎を尿器に入れ，ケアの受け手自身に保持してもらう。

(2) ケアの受け手自身で保持できない場合は，介助をする。

⑩手元にナースコールを置き，排尿が済んだら教えるよう説明する。

⑪陰部用タオルで陰部を拭く。

⑫ディスポメディカルシーツを取り除き，下着と寝具を整える。

⑬手を手拭きタオルで拭き安楽に休ませる。

⑭排泄物を観察し，使用物品を片付ける。

⑤ 記載事項

● 尿の色・におい，混入物の有無，残尿感，ケアの受け手の反応，1日の尿量

（2）排便援助（便器）

❶ 目的

ケアの受け手の排泄能力を最大限に引き出し，自立性を高める。

❷ 適応

● 床上排泄をしている場合

❸ 必要物品

①便器

②トイレットペーパー

③ディスポメディカルシーツ

④陰部用タオル（使い捨ておしぼり）

⑤手拭きタオル

⑥バスタオル

⑦ディスポーザブル手袋

⑧ディスポーザブルエプロン

⑨ビニール袋

＊⑦と⑧は直接介助時，後片付け時に使用する。

❹ 手順

①ケアの受け手に声をかけ同意と協力を得る。

②ケアの受け手の状態から実施可能か判断する。

③必要物品を準備する。

④カーテンを閉める。

⑤便器の底にトイレットペーパーを敷き準備する。

⑥ケアの受け手の掛物の上にバスタオルを広げ，その下で掛物を足元に向かって扇子折りにする。

⑦ディスポメディカルシーツを敷く。

⑧不安なく排泄できるよう声かけを行う。

⑨便器を挿入する。

> **腰が上がる場合**
>
> （1）ケアの受け手に仰臥位をとってもらい，膝を立て，腰を上げてもらいながら，衣類を腰の上まで上げ，下着を下げる。
>
> （2）介助者の手はケアの受け手の腰を支え，他方の手で便器を挿入する。
>
> **腰が上げられない場合**
>
> ● 側臥位にしてから便器を当て，仰臥位に戻す。

⑩可能なら，ベッド頭部を挙上してセミファーラー位をとり，両膝を立てる。

> **女性の場合**
>
> ● 恥骨部から尿道にかけてトイレットペーパーで覆い，尿の飛散を防止する。
>
> **男性の場合**
>
> ● 陰茎を尿器に入れる。

⑪手元にナースコールを置き，排便が済んだら教えるよう説明する。

⑫排便終了後はベッドを下げ側臥位にし，肛門部をトイレットペーパーで拭く。

⑬陰部用タオルで陰部・肛門部を拭く。

⑭ディスポメディカルシーツを取り除き，下着と寝衣を整える。

⑮手を手拭きタオルで拭き安楽に休ませる。

⑯窓を開け，換気をする。

⑰排泄物を観察し，使用物品を片付ける。

❺ **記載事項**

● 尿・便の色・形・におい，混入物の有無，残尿感・残便感，ケアの受け手の反応，1日の排泄量

（3）ポータブルトイレ

❶ **目的**

通常の排泄姿勢で，安楽に排泄できる。

❷ **適応**

● 片麻痺や筋力低下により，立位が可能でも，1人では歩けない場合

❸ **必要物品**

①ポータブルトイレ

②トイレットペーパー

③ビニール袋（必要に応じて）

④ディスポーザブル手袋

⑤ディスポーザブルエプロン

＊尿測・便カウントケアの受け手は，計測の妨げとなるので，使用済みトイレットペー

パーはビニール袋に捨ててもらう。

❹ 手順

①ケアの受け手に声をかけ同意と協力を得る。

②ケアの受け手の状態から実施可能か判断する。

③必要物品を準備する。

④環境を整える。

　(1) 清潔なポータブルトイレを準備し，ベッド周囲のカーテンを閉める。

　(2) ベッドを低くし，ポータブルトイレをケアの受け手の移動しやすい位置に置き，蓋を開ける。

⑤ベッドからポータブルトイレへ移動

　(1) 端座位にし，履物を履く援助をする。

　(2) 正面に立ち，しっかりと支えながらポータブルトイレに誘導する。

　(3) 蓋に寄りかからないように伝える。

⑥ポータブルトイレでの排泄

　(1) トイレットペーパーやナースコールを手の届く位置に置き，排泄後に連絡するよう説明する。

　(2) カーテンの後ろに待機する。

　(3) 尿測・便カウントのある場合は，使用済みトイレットペーパーを所定の位置に捨てるよう説明する。

⑦ポータブルトイレからベッドへ移動

　(1) 正面に立ち，ケアの受け手を一度立たせ，ベッドに座らせる。

　(2) 履物を脱ぐ援助をする。

　(3) 仰臥位または希望体位にする。

⑧寝具を整える。

⑨ポータブルトイレのバケツに蓋をして，汚物を処理する。計測のあるケアの受け手の場合は，計測後に処理する。

⑩使用物品を片付ける。

❺ 記載事項

●尿・便の色，混入物の有無，残尿感・残便感，ケアの受け手の反応，1日の排泄量

（4）導尿

❶ 目的

①排尿障害に対する処置

②残尿量の測定

③検査，手術の前処置

❷ **適応**

①排尿障害（尿閉，残尿など）のある場合

②尿検査で無菌尿が必要な場合

❸ **必要物品（写真2）**

①尿器

②滅菌綿球，消毒液

③滅菌鑷子

④水溶性潤滑剤

⑤ディスポーザブル滅菌手袋

⑥ディスポーザブルエプロン

⑦導尿カテーテル

⑧滅菌ガーゼ

⑨バスタオル（不要な露出を避けるため）

⑩ビニール手袋

⑪ハルンカップ

⑫滅菌スピッツ

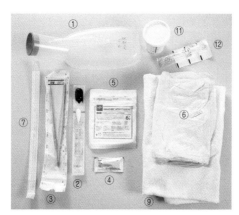

写真2 ● 導尿の必要物品

❹ **手順**

①ケアの受け手に声をかけ同意と協力を得る。

②ケアの受け手の状態から実施可能か判断する。

③必要物品を準備する。

④カーテンでプライバシーを守る。

⑤ディスポーザブルエプロンを着用する。

⑥ケアの受け手の準備をする。

⑦不安がないよう声かけをする。

⑧最終排尿時間，膀胱部の緊満の程度，腹部膨満感，尿意の有無，泌尿器疾患の既往など
を確認する。

⑨ケアの受け手の姿勢を仰臥位にし，バスタオルなどを使用し不必要な露出を避ける。

⑩陰部汚染時は陰部洗浄を行う。

⑪ディスポーザブル滅菌手袋または滅菌鑷子を使用し，陰部を消毒する。

　　女性の場合

- 指で陰部を開いて保持し，腹側から肛門へ，中心から外側へ向かって消毒を行う。
綿球は一拭きごとに新しいものに取り替える。
- 陰唇を開いた手はカテーテルの挿入後まで離さない。

　　男性の場合

- 陰茎を保持し，尿道口を中心に外側へ向かってらせんを描くように消毒する。

⑫カテーテルの挿入

　　女性の場合

- カテーテルの先端から5cmのところを鑷子で持ち，水溶性潤滑剤をつけ，尿道口に
4 ～ 6cm挿入する。

　　男性の場合

- 陰茎を腹部に対して垂直にするよう保持し，カテーテルに水溶性潤滑剤を多めにつ
け，陰茎をやや上方に引っ張り気味にしながら15～20cm挿入する。

⑬排尿

- 挿入できたら尿器にカテーテルのもう一端を入れ排尿を確認し，下腹部（膀胱上部）
を軽く手で圧迫しながら排尿を促す。

⑭カテーテルの抜去

　　女性の場合

- 排尿が済んだことを確認後，カテーテルをまっすぐ抜去する。

　　男性の場合

- カテーテル挿入時と同様に陰茎を腹部に対して垂直に保持し，カテーテルをつまみ
ながら抜去する。

⑮使用物品を片付ける。

❺ 記載事項

- 尿量・性状

2 │膀胱内留置カテーテル挿入と管理

（1）膀胱内留置カテーテル挿入

❶ 目的

①尿閉の改善

②意識障害，重症腎機能障害，術中・術後に尿量管理が必要な場合

③創部汚染防止

❷ 適応

①尿閉が持続するとき

②尿量測定が必要なとき

③創部汚染防止が必要なとき

❸ 必要物品

閉鎖式膀胱内留置カテーテル（セットタイプ）の場合（写真３）

①ディスポーザブルエプロン

②バスタオル（不要な露出を避けるため）

③ビニール袋

④フォーリーカテーテル

⑤水溶性潤滑剤

⑥蓄尿袋（ウロバッグ）

⑦滅菌水入りシリンジ 10mL

⑧鑷子

⑨綿球

⑩消毒液

⑪シーツ

⑫ガーゼ

⑬ディスポーザブル滅菌手袋

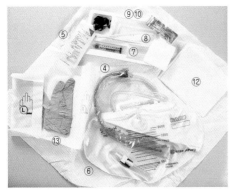

写真３ ● 閉鎖式膀胱内留置カテーテル
（セットタイプ）

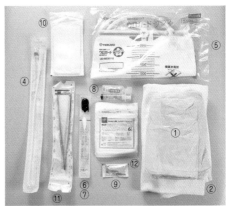

写真４ ● セットタイプ以外の必要物品

①ディスポーザブルエプロン

②バスタオル（不要な露出を避けるため）

③ビニール袋

④バルーンカテーテル

⑤蓄尿袋

⑥滅菌綿球

⑦消毒液

⑧滅菌水入りシリンジ 10mL

⑨水溶性潤滑剤

⑩滅菌ガーゼ

⑪鑷子

⑫ディスポーザブル滅菌手袋

❹ 手順

①ケアの受け手に声をかけ同意と協力を得る。

②ケアの受け手の状態から実施可能か判断する。

③必要物品を準備する。

④スクリーンやカーテンで仕切り，バスタオルなどを使用し不必要な露出を避け，両下肢を十分覆うことにより羞恥心を軽減する。

⑤適切な体位でリラックスできるように工夫する。

> **女性の場合の体位**

- 両膝を立てて軽く両下肢を外転し，看護職側の膝を外側に倒し外陰部が露出されやすい体位とする。

> **男性の場合の体位**

- 下肢を伸展したまま軽く外転する。

⑥陰部汚染時は陰部洗浄を行う。

⑦陰部の消毒を行う。

> **女性の場合**

- 母指と第 2 指で陰唇を十分に開いて外尿道口を確認し，消毒綿で前から後ろに向かって拭き下ろす。

> **男性の場合**

- 亀頭周辺を消毒綿で拭いたあと，外尿道口を一方向に拭く。

⑧カテーテルを挿入する。

(1) カテーテルの先端に水溶性潤滑剤を塗り，尿道を損傷しないようにカテーテルを静かに挿入する。

▶ カテーテル挿入時はゆっくりと口呼吸すると痛みが少なく，カテーテルを挿入しやすいことを説明する。

女性の場合
● 6 〜 8 cm 挿入する。

男性の場合
● 陰茎を垂直近くに保持し，少しずつ送りこむように20 cm挿入すると膀胱へ達する。

(2) 尿の流出を確認後，さらに2 cmほどカテーテルを挿入し，規定量の滅菌蒸留水を注入してバルーンを膨らませる。

(3) 確実に固定するため，カテーテルを抵抗のあるところまで軽く引く。

(4) カテーテルと蓄尿袋（ウロバッグ）を無菌的に接続する。

(5) カテーテルは緩みをもたせて固定する。

(6) 毎日，固定位置を変える。

女性の場合
● 大腿部に固定する。

男性の場合
● 左右どちらかの腹壁に固定する。

⑨尿の流出や，膀胱内への尿の逆流を防ぐため，バッグの位置は膀胱より高くしない。

⑩蓄尿袋（ウロバッグ）は床につかないように，ベッド柵に固定する。

⑪ルートの屈曲・ねじれがないことを確認し，ケアの受け手の寝衣や掛け物を整える。

⑫物品の後片付けをする。

(2)膀胱内留置カテーテル抜去

❶ 目的
● 持続的に導尿をする必要がなくなったとき

❷ 適応
①尿閉が改善された場合
②尿量測定が不必要になった場合
③創部が改善された場合
④膀胱内留置カテーテル交換時

❸ 必要物品（写真5）
①シリンジ 10mL
②ディスポーザブル手袋
③ディスポーザブルエプロン
④ビニール袋
⑤バスタオル

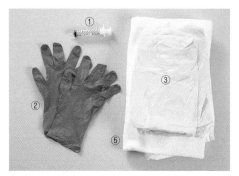

写真5 ● 膀胱内留置カテーテル抜去時の必要物品

④ 手順

①ケアの受け手に声をかけ同意と協力を得る。

②ケアの受け手の状態から実施可能か判断する。

③必要物品を準備する。

④スクリーンやカーテンで仕切り，バスタオルを足にかけプライバシーに配慮する。

⑤ディスポーザブル手袋をつける。

⑥カテーテルを固定しているテープをはがす。

⑦シリンジでカテーテル内の蒸留水を完全に抜く。

⑧ゆっくりカテーテルを抜いていく。

⑨蓄尿袋（ウロバッグ）内の尿量と性状を確認する。

⑩蓄尿袋（ウロバッグ）内の尿を破棄し，使用したものはビニール袋にまとめて処分する。

⑪カテーテル抜去後の自尿の確認を忘れずに行う。

⑫使用物品を片付ける。

⑤ 記載事項

● 尿量・性状，カテーテル抜去後の自尿の有無

（3）浣腸

① 目的

①下剤などを服用したにもかかわらず排便困難な場合に，治療として排便を促し，腹部膨満感を緩和する。

②手術や検査の前処置として，結腸および直腸内を空にする。

② 適応

①結腸内に便塊があり，自然排便が期待できない場合

②バリウムが注入される場合

グリセリン浣腸

❸ **必要物品（写真6）**

①ディスポーザブルのグリセリン浣腸液（50％液）

②水溶性潤滑剤

③トイレットペーパーまたはティッシュペーパー

④差し込み便器

⑤ディスポーザブル手袋

⑥ディスポーザブルエプロン

⑦綿毛布またはバスタオル（不要な露出を避けるため）

⑧処置用シーツ

⑨必要時は紙おむつおよび便器

⑩ビニール袋

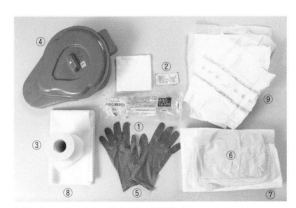

写真6 ● グリセリン浣腸時の必要物品

❹ **手順**

①ケアの受け手に声をかけ同意と協力を得る。

②ケアの受け手の状態から実施可能か判断する。

③必要物品を準備する。

④カーテンやバスタオルなどでプライバシーを守る（露出を最小限にする）。

⑤大腸の走行に沿って浣腸液が直腸から結腸へスムーズに流れるように，ケアの受け手の
　姿勢は左側臥位または左を下にしたシムス位にし，肛門部を露出させる。

⑥処置用シーツを敷く。

⑦温めた浣腸液のキャップをはずし，開封する（40℃前後）。

⑧カテーテルに水溶性潤滑剤をつける。

⑨腹圧を軽減するために口呼吸を促しながら，左手の母指と示指で肛門を開き，右手でカ

テーテルを 4〜6 cm 挿入する。

⑩ボトル部を徐々に握って，薬液を注入する。

⑪ティッシュペーパーを肛門部に当て，静かにカテーテルを抜去する。

⑫そのまま 3〜10 分間，肛門部を圧迫するように押さえて我慢してもらう。

⑬必要時，排便の介助をする。

⑭排便の観察をする。

⑮体位，寝衣，環境を整える。

⑯使用物品を片付ける。

❺ **記載事項**

● 排泄物の確認とケアの受け手の反応

（4）摘便

❶ **目的**

排泄されずに直腸下部に停滞した硬便を，肛門から指を挿入して取り出す。

❷ **適応**

①下剤服用や浣腸によっても，排便に至らない場合

②創傷や衰弱，高齢などで十分にいきめない場合

③脊髄損傷で下直腸神経麻痺がある場合

❸ **必要物品（写真 7 ）**

①水溶性潤滑剤

②ディスポーザブル手袋

③ディスポーザブルエプロン

④ガーゼ

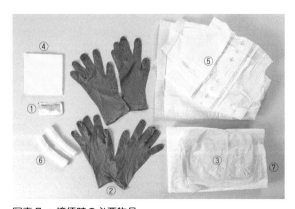

写真 7 ● 摘便時の必要物品

⑤紙おむつまたは尿取りパッド

⑥陰部用タオル（使い捨ておしぼり）

⑦バスタオル（不要な露出を避けるため）

⑧ビニール袋

❹ 手順

①ケアの受け手に声をかけ同意と協力を得る。

②ケアの受け手の状態から実施可能か判断する。

③必要物品を準備する。

④バスタオルなどを使用し，肌の露出を最小限にする。

⑤綿毛布下でケアの受け手の下着を下げ，左側臥位にする。

● 必要に応じて安楽物品を用いる。

⑥腰の下に，紙おむつまたは尿取りパッドを敷く。

⑦ディスポーザブル手袋を装着する。

⑧ガーゼに水溶性潤滑剤を出し，示指に十分量つける。

⑨肛門部を確認する。

● 肛門から便塊が見えないときは，肛門周囲を輪状にマッサージするとよい。

⑩ケアの受け手に口呼吸を促し，力まないよう説明する。

⑪「はー」と息を吐いてくださいと声をかけ，呼気に合わせて，示指を静かに肛門から3
　～5cm挿入する。

⑫指で直腸内の便の硬さ，位置を確認する。

⑬直腸壁に沿って指をゆっくり回し，壁に付着している硬便をはがす。

⑭肛門部に近い便塊から，少しずつほぐしながら腸粘膜，肛門を傷つけないように肛門外
　へかき出す。

⑮硬便を取り出したあとは，残便が自然に出てくることがあるので，おむつやパッドなど
　を当てて様子をみる。

⑯直腸内の便塊の有無，便意の有無を確認する。

⑰使用物品を片付ける。

❺ 記載事項

● 便の性状，ケアの受け手の反応

ミニ実践（OJT） **排泄援助技術についてケアをしながら学んでみよう！**

レベル I ナースの学習ポイント

❶ 尿器・便器の援助

▶ 麻痺があると体が傾きやすいことなどを考慮し，手すりがつかみやすい位置などにポー
　タブルトイレを配置する。

▷ 長く臥床しているケアの受け手は起立性低血圧を起こしやすく，めまい・気分不快などの症状が出る場合があるため，ゆっくり行う（排泄時の音への配慮）。

▷ ふらつきなど転倒リスクが高いケアの受け手は見守りが必要である。

▷ ケアの受け手の状態を確認する。

▷ 排泄物は貯めおきせず，訪室のたびに確認をし，排尿便後は速やかに後片付けをする。

❷ 膀胱内留置カテーテル挿入と管理

▷ 閉鎖式膀胱内留置カテーテル（セットタイプ）は感染リスクを低減させる目的で使用する。

▷ 閉鎖式膀胱内留置カテーテル（セットタイプ）以外の場合は，前立腺肥大症などチーマン（型）カテーテルやシリコーンフォーリーカテーテルなど形状や素材の違うものを使用する場合に用いる。

▷ カテーテル挿入中の状態をアセスメントし，不必要な留置を避ける。

▷ 挿入を失敗したカテーテルは不潔として扱う。再挿入の際は消毒から行う。

▷ 尿が十分出たかどうかは，下腹部を軽く圧迫して確認する。圧迫により膀胱内の尿を十分に排出することができる。また，カテーテルが膀胱壁についたり，尿が貯留していない場所にある場合，尿流出が滞ることがあるため，カテーテルの位置を少し変えることで最後まで排尿できる。

4 新人看護職員研修ガイドラインにおける【活動・休息援助技術】

1 歩行介助

❶ 目的
①ケアの受け手を安全，安楽に移乗，移動させる。

②常に自立を支援し，ケアの受け手それぞれの習慣を尊重する。

③残存機能に適した介助方法を選択する。

④ケアの受け手の意欲を刺激し，活動範囲を広げる。

❷ 適応
①自立歩行が安全にできないケアの受け手

②移動する手段

（1）歩行介助

❶ 必要物品
①動きやすい衣服

②歩きやすい靴

③必要な場合，補助具（松葉杖，Ｔ字杖，４点杖など）

❷ 手順
①ケアの受け手に声をかけ同意と協力を得る。

②ケアの受け手の状態から実施可能か判断する。

③ベッドは，ケアの受け手が座位になった場合，足が床に着く高さとする。

④ベッドに端座位をとり，歩きやすい靴を履く。

⑤ベッドサイドに，しっかり立ってもらう。看護師はすぐに支えられる位置に立つ。

❸ 記載事項
● ケアの受け手の状態，反応

（2）歩行器

❶ 必要物品
①歩行器（**写真8**）

②歩きやすい靴

❷ 手順
①ケアの受け手に声をかけ同意と協力を得る。

②ケアの受け手の状態から実施可能か判断する。

③ケアの受け手のやや後方に立つ。

④後方にバランスを崩すと転倒の危険性が高くなるため，必要時ケアの受け手を支える。

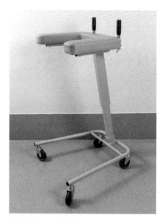

写真8 ● 歩行器

❸ 記載事項

● ケアの受け手の反応

2 | 移動の介助（車いす）

❶ 目的

①ケアの受け手を安全，安楽に移乗，移動させる。

②常に自立を支援し，ケアの受け手それぞれの習慣を尊重する。

③残存機能に適した介助方法を選択する。

④ケアの受け手の意欲を刺激し，活動範囲を広げる。

❷ 適応

● 歩行困難もしくは，歩行を制限されている場合

❸ 必要物品

①車いす

②膝掛け（バスタオルなど）

③クッション，上着，靴下など（必要に応じて）

❹ 手順

ベッドから車いすへの移乗（図1）

①ケアの受け手に声をかけ同意と協力を得る。

②ケアの受け手の状態から実施可能か判断する。

③必要物品を準備する。

④車いすをベッドに対して 20 〜 30°の角度にし（**写真9**），健足を軸にして移動できる
位置に配慮し，ストッパーをかけフットレストを上げる。

⑤ベッド端座位で靴を履く。ケアの受け手にベッド柵を持って立ち上がってもらう。ケアの受け手の力を活かしながら援助する。

⑥ケアの受け手に，手で車いすのアームレストを持ってもらう。

● 看護師は，腰を支えて移動を介助する。

● 車いすに殿部を向けるように回転し，腰かける。

⑦車いすに腰かけたら，十分深く腰かけるように介助する。

⑧座位が安定したことを確かめ，フットレストに両足を乗せる。

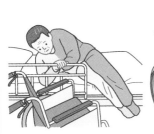 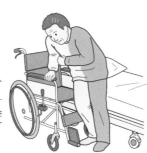 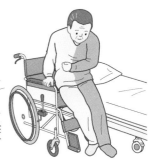

①車いすは健側頭側に配置する。ベッド柵を起き上がり動作に活用する。

②いったん健側向きの側臥位になってから起き上がり，端座位となる。

③健側上肢で車いすのアームレストをつかみ，腰を浮かせて健足を軸にして向きを変え，車いすに移乗する。

図1 ● ベッドから車いすへの移乗

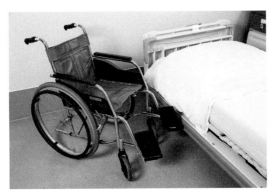

写真9 ● 車いすの置き方

105

⑤ 記載事項

- ケアの受け手の状態・反応

3 │ 移送の介助（ストレッチャー）

❶ 目的

①ケアの受け手を安全，安楽に移乗，移動させる。

②常に自立を支援し，ケアの受け手それぞれの習慣を尊重する。

③残存機能に適した介助方法を選択する。

④ケアの受け手の意欲を刺激し，活動範囲を広げる。

❷ 適応

①立位・座位がとれず，安静を要する場合

②意識レベルの低い場合

❸ 必要物品

①ストレッチャー

②掛毛布

③枕

④移乗用トランスボード（スライディングボード）

❹ 手順

①ケアの受け手に声をかけ同意と協力を得る。

②ケアの受け手の状態から実施可能か判断する。

- 意識レベルの低いケアの受け手の場合は，家族に説明する。

③必要物品を準備する。

（1）ストレッチャーを点検する。

（2）枕・掛毛布を準備する。

（3）ストレッチャー用点滴棒を準備する。

④ベッド横にストレッチャーを設置し，ベッドと同じ高さに調節しストッパーをかける。

⑤ストレッチャーに移動する。

（1）介助者2名はストレッチャー側に，他の介助者はベッド側に立つ。

（2）身体の下にスライディングボードを入れる。

（3）介助者は首〜肩，腰〜下肢にかけて支え，声かけしながら移動する。

（4）目を閉じておくように説明する（移動時のめまいの予防）。

⑥ストレッチャーの中央に安楽に臥床させ，寝衣・掛け物を整える。

⑦ベッドをオープンベッドに整えておく。

⑧ケアの受け手を輸送する。

（1）ストレッチャーのストッパーをはずす。

（2）1名は枕元に立ち，もう1名は足元に立つ。

（3）ケアの受け手の状態を観察しながらストレッチャーを進める。

⑨ケアの受け手をベッドに移動する。

⑩ケアの受け手の状態を観察し，環境を整える。

⑪使用物品を片付ける。

4 | 体位変換

❶ 目的

①褥瘡の予防

②関節の拘縮，変形の予防

③循環障害，神経麻痺の予防

④喀痰喀出を促す

⑤苦痛の緩和

⑥楽な姿勢を保つ

❷ 適応

①麻痺や意識障害により，自力では体位変換できない場合

②長期間同一体位で深部組織（筋，骨，関節）に疼痛が生じた場合

③筋力低下や筋の廃用性萎縮のおそれがある場合

④関節の屈曲や変形がある場合

⑤気道内分泌物の貯留と呼吸困難がある場合

⑥嚥下障害があるケアの受け手の食事介助時

⑦診察，検査および治療の遂行上，必要がある場合

❸ 必要物品

● ポジショニングクッション

❹ 手順

仰臥位から側臥位へ

①ケアの受け手に声をかけ同意と協力を得る。

②ケアの受け手の状態から実施可能か判断する。

● 身体を向ける方向のスペースを用意する。

③側臥位にする方向に顔を向ける。

④下側になる腕が下になるように，ケアの受け手の両腕を体の前で深く組ませる。

⑤介助者のほうへ引き寄せるように両膝を立てる。

⑥膝と肩甲骨に手を当て側臥位にする。なるべく二人介助でケアの受け手を引きずらないようにし，腕の巻き込みに注意する。

⑦シーツ寝衣をのばし，背抜きをする。

⑧ケアの受け手の腰を引き，ポジショニングクッションを用いて良肢位を保つ。

⑨寝具と環境を整える。

| ギャッチアップ |

①ケアの受け手に声をかけ同意と協力を得る。

②ケアの受け手の状態から実施可能か判断する。

③ベッド屈曲部位と大転子部位の位置を合わせる。

④ベッドの下肢側を挙上する。

⑤ベッドの頭部をゆっくり挙上する。

⑥ケアの受け手の頭側をベッドから離し，寝衣のしわをのばして背抜きをする。

⑦片足ずつベッドから離し，寝衣のしわをのばして足抜きをする。

⑧良肢位を保つ。

⑨寝具と環境を整える。

❺ 記載事項

● ケアの受け手の状態，反応

5 ｜ 廃用性症候群予防・関節可動域（ROM）訓練

❶ 目的

安静臥床，運動不足などの身体の不活動性によって生じる心身の障がいを予防するため，日常生活動作（ADL）を促す。

❷ 適応

● 長期臥床

❸ 必要物品

● 日常生活動作に必要なもの（時計，整容物品，ラジオなど）

❹ 手順

①ケアの受け手に声をかけ同意と協力を得る。

②ケアの受け手の状態から実施可能か判断する。

③ケアの受け手・家族に，これまでの生活習慣などを確認し，スケジュールを立てる。

④生活動作援助の実施（洗面，歯磨き，食事，整容など）

❺ 記載事項

● ケアの受け手の状態・反応

6 ｜ 入眠・睡眠への援助

❶ 目的

ケアの受け手が本来もっている睡眠・覚醒リズムを保ち，量・質ともに満足な睡眠が得られるようにする。

②　適応

①睡眠に何らかの不満足を感じている場合

②量的に睡眠が不足している場合

③生体のリズムの乱れが生じている場合

③　必要物品

● 対象に適した寝具

④　手順

①ケアの受け手に声をかけ同意と協力を得る。

②ケアの受け手の状態から実施可能か判断する。

③必要物品を準備する。

④睡眠を妨げている要因はないか確認する。

（1）睡眠パターン・睡眠時の習慣

（2）睡眠環境

（3）睡眠を妨げる症状の有無

（4）日中の活動状況

⑤睡眠が得られるような環境を調整する。

⑤　記載事項

● 不眠を訴えるケアの受け手に対し，行ったケアの内容，ケアの受け手の反応

7 ｜ 体動・移動に注意が必要なケアの受け手への援助

不穏・不動・情緒不安定・意識レベル低下・鎮静中・乳幼児・高齢者などに注意する。

ミニ実践(OJT) 活動・休息援助技術についてケアをしながら学んでみよう！

①補助具を使用するときは，安全に使用できる状態か，点検を行い，基本操作を確認する。

②感染対策を考慮し，使用後や清掃後に片付ける。

▶ 1　歩行介助

● 立ち上がった際に循環動態の変動が起きやすく，たちくらみ，めまいなどが起こりやすいので注意する。

● 輸液中の場合は点滴スタンドを押しながらの歩行となる。ライン類が絡まないように注意する。

● カテーテル類をまとめて携行することで歩きやすくなり，排液が他者の目に触れることを防ぐ。

● カテーテル類の保護，固定，接続部の確認をする。

2　移動の介助

● 20 ～ 30° に置くのは，移動の際に向こう側のアームレストがつかみやすく移動時間を短くするためである。

● 麻痺がある場合は健側をベッド側にする（**写真 9** 参照）。

● 輸液ラインや酸素チューブは車いすの車輪に絡むことがないよう整理する。

【全介助法】

①必要性を説明し，同意と協力を得る。

②ケアの受け手を観察し，状態を確認する。

③ケアの受け手の健側の手を肩にかけさせ，身体を密着させる。

④看護師は両足でケアの受け手の両膝を挟み，腰を引き寄せながら立ち上がる。

⑤姿勢を保持しながら，両足の母指を軸にして，身体を回転させながら移乗させる。

【部分介助法】

①ケアの受け手は肘掛けをつかみながら立ち上がり，健側の足を軸に身体を回転させて腰をゆっくりと下ろす。

【車いすでの移動】

①両足がきちんとフットレストに乗っているかを確認する。膝掛けで保温を図り，ストッパーをはずして移動。また，輸液ラインなどチューブ類が身体の下敷きになったり車輪に絡んだりしないよう留意する。

②看護師は前方に注意するとともに，ケアの受け手の状態を観察する。

【膀胱カテーテルを留置中の車いすでの移動】

①蓄尿袋を空にしてから車いすに移乗する。

②移乗後，蓄尿袋は膀胱より低い位置に置く。

③蓄尿袋はカバーをかけて見えないように配慮する。

【ストレッチャーでの移動】

①チューブ類を確認する（**図 2**）。

②ケアの受け手の足元から進んでいく（**写真 10**）。

→ただし，斜面を上がる場合は進行方向に頭を向け，下る場合は下肢を進行方向に向ける。

③不安を受け止め声をかけていく。

3　体位変換

● 体位変換中，ベッドから転落しないように注意する。

● ケアの受け手の生活パターンを把握する。

● 麻痺や拘縮のある場合は脱臼を起こす危険性がある。

● チューブ類の確認と配慮が必要である。

● 皮膚の状態，発赤，褥瘡，浮腫，チアノーゼの有無を確認する。

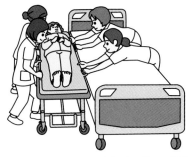
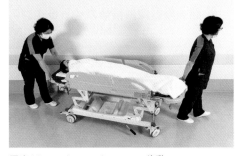

図2 ● ストレッチャーからベッドへの移動　　写真10 ● ストレッチャーでの移動

- チューブ類の確認と配慮が必要である。

- ケアの受け手に適したクッションを選ぶ。

▶ 4　廃用性症候群予防・関節可動域訓練（MMT）

- 治療に伴う行動の制限はないか確認する。

- ケアの受け手・家族から情報を得て，残存機能を活用し，日常生活リズムをつくる。

▶ 5　入眠・睡眠への援助

- 症状緩和：疼痛や掻痒感，不安や興奮などの緩和を図る。

- 音：足音やワゴンの音，ドアの開閉，モニター音などに気をつける。

- 光や照明：朝や昼間に日光を浴びる。日中は照明を明るくし，夜間は間接照明程度とする。

- リラクゼーション：入眠前，足浴やマッサージなどを行う。

- 活動：日中適度な活動を促す。

- その他：睡眠を阻害する薬剤や飲食物は避ける。

▶ 6　不穏・不動・情緒不安定・意識レベル低下・鎮静中・乳幼児・高齢者などケアの受け手の危険度に応じた援助

新人看護職員研修ガイドラインにおける【清潔・衣生活援助技術】

1 │ 清拭

❶ 目的

①身体を清潔に保持し，爽快感を与える。

②身体の保清をすることで感染予防をする。

❷ 適応

入浴を許可されないケアの受け手，および衰弱の激しいケアの受け手の全身あるいは部分的に汚れがある。

❸ 必要物品

①保温された清拭タオル

②バスタオル（不要な露出を避けるため）

③陰部用タオル（使い捨ておしぼり）

④ディスポーザブル手袋

⑤ディスポーザブルエプロン

⑥ビニール袋

❹ 手順

①ケアの受け手に声をかけ同意と協力を得る。

　● ケア時，ケアの受け手に負担を与えないよう声かけを行う。

②ケアの受け手の状態から実施可能か判断する。

　● ケア時，ケアの受け手の疲労の程度を確認する。

③必要物品を準備する。

④環境整備（窓を閉め，室温を調節する）をする。

　● 標準予防策（スタンダードプリコーション）の実施

⑤排泄の確認をする。

⑥ディスポーザブルエプロンを着用する。

⑦カーテンを閉める。

⑧バスタオルなどを使用し不必要な露出は避ける。

⑨保温された清拭タオルの温度を確認する。

　● 介助者自身の肌に当て，熱すぎない程度でケアの受け手にも確認してもらう。

　● 保清による感染予防や皮膚の状態観察をするため1回／日以上必要。点滴やドレーンなどのチューブ類への配慮をする。

⑩1枚で顔→上肢→頸部→胸部→腹部→背部を拭く。

　● 創部や患部への配慮をする。

⑪陰部は陰部用タオルを使用し，清拭する。

⑫使用物品を片付ける。

⑤ 記載事項

- ケアの受け手の状態・反応

2 | 洗 髪

① 目的

①ベッド上安静ケアの受け手の頭髪の清潔保持

②爽快感を与える

② 適応

- ベッド上安静，日常生活レベルがベッド上であって洗髪が可能なケアの受け手

③ 必要物品

①ケリーパッド

②ビニールケープ

③洗浄用ボトル

④バスタオル

⑤タオル

⑥ブラシ

⑦シャンプーとリンス

⑧ドライヤー

⑨バケツ

⑩ディスポーザブルエプロン

⑪ディスポーザブル手袋

④ 手順

①ケアの受け手に声をかけ同意と協力を得る。

②ケアの受け手の状態から実施可能か判断する。

③必要物品を準備する。

④窓を閉め，室温を調節する。

⑤ディスポーザブルエプロン・手袋を装着する。

⑥枕をはずし，頭部を手前端に移動する。

⑦頭部の下にバスタオルを敷き，ビニールケープをかけ，その上にケリーパッドを置く。

⑧ケリーパッドの先端をバケツに入れる。

⑨ケアの受け手に耳栓をし，必要時ガーゼで目を覆う。

⑩介助者自身の肌で適温であることを確かめてから毛髪全体を湿らせる。

⑪シャンプーを手に取り，泡立ててから毛髪全体に浸透させる。

⑫毛髪全体の泡を取り除き，十分すすぐ。

⑬十分なすすぎが終わったら，耳栓をはずし，ケリーパッドを取り除く。

⑭ビニールケープをはずし，頭の下のバスタオルで毛髪の水分を拭き取る。

⑮ドライヤーで十分に乾燥させ，整髪する。

⑯使用物品を片付ける。

❺ 記載事項

- ケアの受け手の状態，反応

3 | 口腔ケア

（1）口腔ケア（全介助）

❶ 目的

①う歯，歯周病の予防

②唾液分泌の刺激，口腔内自浄作用の回復

③痰の除去

④口臭の予防・解消

⑤肺炎の予防

⑥口腔内の爽快感

❷ 適応

①意識障害などで，自力での口腔ケアが困難

②開口障害がある

③歯ブラシの動きがとれない，または，口に持っていくことのできないケアの受け手

歯ブラシを用いた口腔ケア

❸ 必要物品（写真11）

①歯ブラシ

②歯磨き粉

③洗浄用シリンジ

- 20mL シリンジにネラトンカテーテル 10Fr を切ったものを先端に装着する。

④吸引器

⑤コップ

⑥ガーグルベースン

⑦ディスポーザブル手袋

⑧タオル

⑨必要時，バイトブロック

⑩必要時，保湿剤

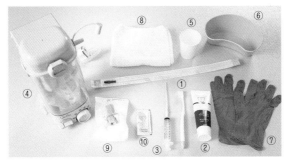

写真11 ● 歯ブラシを用いた口腔ケアの必要物品

❹ **手順**

①ケアの受け手に声をかけ同意と協力を得る。

②ケアの受け手の状態から実施可能か判断する。

③必要物品を準備する。

④体位を整える。

　(1) 基本的には，30°のセミファーラー位とする。

　(2) 頸部を前屈させるか，横へ向けるようにする。

　　● 誤嚥を防ぐ体位が必要である。

　(3) 胸元にタオルを掛けて，汚染を防止する。

⑤看護師は手洗いをして，ディスポーザブル手袋を装着する。

⑥口腔内を以下について観察する。

　● 開口障害の有無・程度

　● 汚れ・出血・腫脹・色・湿潤・口臭・舌苔

⑦洗浄用シリンジで口腔内に水を含ませ，歯ブラシを用い，奥の歯から1本ずつ磨いていく。

　● 口に溜まった唾液や汚れを吸引する。

⑧ケア終了後の口腔内を観察する。

⑨唾液の分泌が少なく，口腔内の乾燥を認める場合には，保湿剤を粘膜や歯肉に薄く塗る。

⑩体位を元に戻す。

⑪使用物品を片付ける。

　(1) 使用した歯ブラシ・コップは洗浄する。

　(2) ディスポーザブル手袋は指定されたごみ箱へ捨てる。

⑫流水と石けんで手洗いする。

⑬使用物品を片付ける。

❸ **必要物品（写真12）**

①スポンジブラシ

②コップ

③ガーグルベースン

④ディスポーザブル手袋

⑤タオル

⑥必要時，バイトブロック

⑦必要時，保湿剤

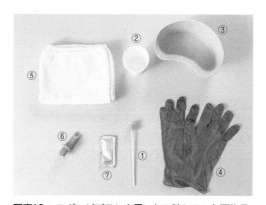

写真12 ● スポンジブラシを用いた口腔ケアの必要物品

❹ **手順**

①ケアの受け手に声をかけ同意と協力を得る。

②ケアの受け手の状態から実施可能か判断する。

③必要物品を準備する。

④体位を整える。

　（1）基本的には，30°のセミファーラー位とする。

　（2）頭部を前屈させるか，横へ向けるようにする。

　　●誤嚥を防ぐ体位が必要である。

⑤手洗いをして，ディスポーザブル手袋を装着する。

⑥口腔内を以下について観察する。

　（1）開口障害の有無・程度

　（2）汚れ・出血・腫脹・色・湿潤・口臭・舌苔

⑦スポンジブラシで磨く。

　（1）スポンジブラシに水を含ませて絞る。

（2）大きな汚れを口腔内の奥から手前へと，取り除く。

⑧ケア終了後の口腔内を観察する。

⑨唾液の分泌が少なく，口腔内の乾燥を認める場合には，保湿剤を粘膜や歯肉に薄く塗る。

⑩体位を元に戻す。

⑪使用物品を片付ける。

（1）使用したコップは洗浄・乾燥させる。

（2）スポンジブラシ・ディスポーザブル手袋は指定されたごみ箱に捨てる。

⑫流水と石けんで手洗いする。

❺ 記載事項

● 時刻，口腔内の状態，ケアの受け手の反応

（2）口腔ケア（義歯管理）

❶ 目的

● 義歯の清潔保持

❷ 適応

● 義歯を使用しているが，自己管理のできないケアの受け手

❸ 必要物品

①義歯用歯ブラシ（本人用歯ブラシ）

②義歯保管容器

③ガーグルベースン

④ディスポーザブル手袋

⑤コップ

⑥スポンジブラシ

⑦タオル

❹ 手順

①ケアの受け手に声をかけ同意と協力を得る。

②ケアの受け手の状態から実施可能か判断する。

③必要物品を準備する。

④看護師は手洗いをして，ディスポーザブル手袋を着用する。

⑤ケアの受け手に口を開けてもらい，義歯を静かに取り出し，ガーグルベースンに入れる。

⑥口腔ケアを施行（「口腔ケア」（p114）参照）。

⑦義歯の洗浄

● 洗面台のシンクに水を張ったガーグルベースンを置き，その上で義歯をゆすぎ，ブラッシングを行う。

⑧義歯の装着

- ●上の義歯を入れる→下の義歯を入れる
⑨義歯の保管
  - ●義歯は専用の保管容器に入れて保管する。
  - ●十分に浸るくらいの水を入れて蓋をして保管する。
  - ●基本的に夜間は義歯をはずす。
  - ●本人の希望により夜間も装着する場合，日中は数時間はずすなど，粘膜を休める時間を作る。
⑩使用物品を片付ける。
  - （1）使用した歯ブラシ・コップは洗浄・乾燥させる。
  - （2）ディスポーザブル手袋は指定されたごみ箱へ捨てる。
  - （3）ガーグルベースンは洗浄し，消毒する。
⑪流水と石けんで手洗いする。

❺ 記載事項
- ●義歯の有無

（3）口腔ケア（気管挿管中）
❶ 目的
①人工呼吸器関連肺炎（ventilator-associated pneumonia：VAP）の予防
②口腔機能の維持
③爽快感を与える
❷ 適応
- ●気管挿管中のケアの受け手
❸ 必要物品（写真13）
①吸引器
②カフ圧計
③歯ブラシ・スポンジブラシ
④口腔保湿剤・リップクリーム
⑤洗浄用シリンジ（20mLシリンジにネラトンカテーテル10Frを切ったものを先端に装着）
⑥コップ
⑦ガーグルベースン
⑧ディスポーザブル手袋
⑨バイトブロック
⑩固定用テープ
  - ●事前に固定できるような長さに準備しておく。
  - ●テープをはずしてケアを行うため，顔のスキンケアや髭剃りの準備も行う。

⑪清拭タオル

⑫洗浄用のボディーソープ

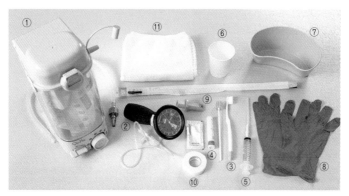

写真13 ● 気管挿管中の口腔ケアの必要物品

❹ 手順

①ケアの受け手に声をかけ同意と協力を得る。

②ケアの受け手の状態から実施可能か判断する。

③必要物品を準備する。

④体位を整える。

　（1）基本的には，30°のセミファーラー位とする。

　（2）頸部を横へ向けるようにする。

⑤カフ圧は適正圧より 10mmHg 高くする（一般的な内圧は 20mmHg である）。

⑥看護師 2 人で行う。ディスポーザブル手袋を装着する（**図 3**）。

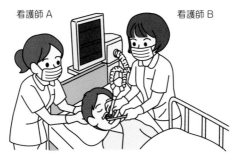

図3 ● 気管挿管中の口腔ケア

⑦チューブの固定状況・口腔内の観察
- チューブ固定の長さが挿管時と同じかどうか
- 汚れ・出血・腫脹・色・湿潤・口臭・舌苔・歯のぐらつき

⑧気管内・口腔内の吸引を行う。

⑨口腔内のケアを行う。

 (1) 固定テープを一部はずす。
- バイトブロックは残した状態で，気管内チューブと反対側の口腔ケアができるようスペースを作る。
- 入れ歯用バイトブロック使用時はバイトブロックをはずす。

 (2) 看護師 A は気管内チューブがずれないよう手で固定。
- 看護師 B が歯ブラシ・スポンジブラシで歯や舌を磨く。洗浄用シリンジに水を吸い，気管内チューブと反対側から口腔内の洗浄・吸引を行う。

 (3) 看護師 B が固定テープをすべてはずし，看護師 A がバイトブロック・気管内チューブを反対側に移動させ，手で固定。看護師 B が空いたほうの口腔内を磨き，洗浄・吸引する。

⑩口唇のケア・顔のスキンケア・髭剃りを行う。

 (1) 看護師 A は手でチューブを固定したまま，看護師 B がケアを行う。

 (2) 口唇は濡らしたガーゼで清拭する。乾燥時はリップクリームを利用する。

 (3) 髭剃りを行う。

 (4) テープで隠れている部分の清拭をする。

⑪ケア終了後の口腔内を観察する。

⑫テープで気管内チューブの固定を行う。

 (1) 新しいバイトブロックに交換して固定する。

 (2) 看護師 B が固定する。固定し終わるまで看護師 A は手で固定する。

⑬口腔内を吸引する。

⑭気管内吸引を行う。

⑮呼吸音を聴取，経皮的動脈血酸素飽和度（SpO_2）をチェックする。

⑯カフ圧を適正圧に戻す（正常値：20 〜 22mmHg）。

⑰体位を元に戻す。

⑱使用物品を片付ける。

⑤ **記載事項**
- ケアの受け手の状態，反応

4 │入浴介助

（1）機械浴

❶ 目的

- 入浴やシャワー浴によって身体を清潔にすることで，爽快感やリラックス感を味わうとともに，血液循環を促進させる。

❷ 適応

- 立位や座位の保持が困難であり，ストレッチャーを利用して入浴をされるケアの受け手

❸ 必要物品

①バスタオル

②フェイスタオル

③洗体用のタオル

④石けん

⑤防水エプロン

⑥長靴

⑦ケアの受け手の着替え

⑧ディスポーザブル手袋

❹ 手順

①入浴に関する医師の指示を確認する。

②ケアの受け手に声をかけ同意と協力を得る。

③ケアの受け手の状態から実施可能か判断する。

④必要物品を準備する。

⑤浴室・脱衣所の温度，浴槽の湯温・湯量を調整する。

⑥ケアの受け手の確認をし，浴室にケアの受け手を移動させる。

⑦浴室用ストレッチャーに移乗し，脱衣する。

⑧介助者自身の肌で湯の温度を確認する。

⑨末梢（足先・手先）から順に体幹まで十分に湯をかける。

⑩殿部，陰部を十分に洗い流す。

⑪洗体用タオルに石けんをつけ，上下肢・体幹前面を洗う。

⑫ケアの受け手を側臥位にし，背部・殿部を洗い，湯を流す。

⑬洗髪する。

⑭乾いたタオルで水分を拭き取り，耳の中も拭く。

⑮固く絞ったタオルで顔を拭く。

⑯浴槽に入る。

（1）浴槽に入る際，ベルトを上下肢につけて落下防止と滑り止めを行う。

（2）介助者自身の肌で湯の温度を確認し，徐々に湯の中に入れる。

（3）浴槽に入れないケアの受け手には，十分に湯をかけ身体を温める。

⑰浴槽から出たら上がり湯をかけ，バスタオルで拭く。

⑱寝衣を着せストレッチャーに移乗する。

⑲ベッドまで移送し，体位・寝衣・リネン類を整える。

⑳使用物品を片付ける。

❺ 記載事項

- ケアの受け手の状態，反応

（2）一般浴およびシャワー浴

❶ 目的

①入浴やシャワー浴によって身体を清潔にすることで爽快感やリラックス感を味わうとともに，血液循環を促進させる。

②創部の清潔を保つ。

❷ 適応

- 入浴の動作が，見守りや一部の介助で行えるケアの受け手

❸ 必要物品

①バスタオル

②フェイスタオル

③洗浄剤（石けん，液体石けんなど）

④着替え

⑤ビニールテープ（傷の保護や装具装着指示がある場合）

⑥バスマット

⑦防水エプロン

⑧長靴

⑨ディスポーザブル手袋

⑩スポンジなど

❹ 手順

①入浴に関する医師の指示を確認する。

②ケアの受け手に声をかけ同意と協力を得る。

③ケアの受け手の状態から実施可能か判断する。

④必要物品を準備する。

⑤浴室・脱衣所の温度，浴槽の湯温・湯量を調整する。

⑥ケアの受け手を浴室に案内する。

⑦使用方法を確認する。
- シャワーの使い方
- 浴槽の湯の入れ方

⑧浴室使用中，気分不快や看護師の介助を要する場合は，ナースコールを押すように指導する。

⑨送迎に介助を要するケアの受け手には，ある程度迎えの時間を確認しておく。

⑩使用物品を片付ける。

❺ 記載事項
- ケアの受け手の状態，反応

5 | 部分浴・陰部ケア・おむつ交換

（1）部分浴

❶ 目的
①清潔の保持
②血液循環の促進
③気分転換や入眠を促す
④感染症の予防

❷ 適応
①入浴やシャワー浴などができないケアの受け手
②治療の補助として，血流促進や保清を必要とするケアの受け手
③精神的に不安定な状態にあり，リラクゼーション効果を期待したいケアの受け手

❸ 必要物品
①洗面器，たらい，バケツ
②湯（40℃程度・60℃以上の2種類），水
③ピッチャー
④防水シーツ
⑤タオル，バスタオル
⑥未滅菌ガーゼ
⑦ボディーソープ
⑧綿毛布，クッション（必要に応じて）
⑨湯温計
⑩ディスポーザブル手袋，ディスポーザブルエプロン
⑪ビニール袋

❹ 手順
①ケアの受け手に声をかけ同意と協力を得る。

②ケアの受け手の状態から実施可能か判断する。

③必要物品を準備する。

④環境を整える。

　（1）ケアの受け手の移動可能な範囲に応じて，場所を選択する。

　（2）室温を調節する。

　（3）カーテンを用いてケアの受け手のプライバシーを守る。

⑤実施する（**写真 14 ～ 17**）。

　● 容器の縁で圧迫しないように注意する。

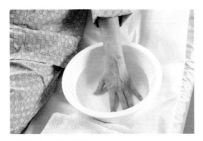
写真14 ● 臥床時

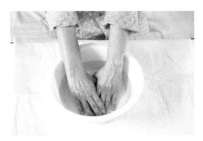
写真15 ● 端座位時

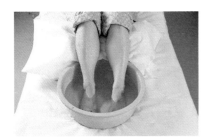
写真16 ● 臥床時

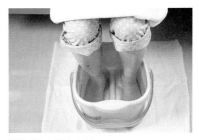
写真17 ● 端座位時

⑤ 記載事項

　● ケアの受け手の状態，反応

（2）部分洗浄（陰部洗浄）

① 目的

①陰部の清潔保持

②爽快感を得る

③感染予防

❷ **適応**

①自分で陰部の清潔が保てない場合

②陰部にスキントラブルがある場合

❸ **必要物品**

①陰部用タオル（使い捨ておしぼり）

②洗浄剤（泡タイプのもの，洗い流し不要の洗浄剤など）

③洗浄ボトル・湯（38〜40℃）

④ガーゼ

⑤おむつ

⑥ディスポーザブル手袋

⑦ディスポーザブルエプロン

⑧ビニール袋

❹ **手順**

①ケアの受け手に声をかけ同意と協力を得る。

②ケアの受け手の状態から実施可能か判断する。

③必要物品を準備する。

④排泄の確認をする。

⑤カーテンを閉める。

⑥おむつを開ける。

⑦温度を調整する。

⑧湯を介助者の肌で確認後，ボトルで湯をかける。

⑨女性は，前から後ろへ，男性は，包皮を下げて陰茎を洗浄，陰嚢も洗浄。肛門は，最後に洗浄する。

⑩排泄物，皮膚の状態，分泌物，出血，疼痛，かゆみなどを確認する。

⑪陰部用タオルで水分を拭き取り，おむつを新しいものに交換する。

⑫寝衣を整える。

⑬使用物品を片付ける。

❺ **記載事項**

- ケアの受け手の状態，反応

（3）おむつ交換

❶ **目的**

①清潔で健康な皮膚と粘膜を保つ。

②感染予防

③不快感を取り除く。

④皮膚・粘膜・分泌物・排泄物の観察の機会となる。

❷ **適応**

①尿意や便意が表出できない場合

②常時あるいは頻回に尿便の失敗がある場合

③腰殿部の挙上が困難な場合

❸ **必要物品**

①おむつ

②尿取りパッド

③陰部用タオル（使い捨ておしぼり）

④ディスポーザブルエプロン・手袋・マスク

⑤ビニール袋

❹ **手順**

①ケアの受け手に声をかけ同意と協力を得る。

②ケアの受け手の状態から実施可能か判断する。

③必要物品を準備する。

　（1）ディスポーザブルエプロン・マスクを装着する（介助者 A・B）。

　（2）手指消毒剤で手指を消毒する（介助者 A・B）。

　（3）ケアの受け手の体型に合ったサイズのおむつを用意する。

④カーテンを閉める。

⑤ディスポーザブル手袋を装着する（介助者 A・B）。

⑥掛け物をはずし，寝衣を腰の上まで上げる。または履物を下げる。

⑦介助者 A がおむつを開き，陰部用タオルで陰部を前から後ろへ拭く。

⑧ケアの受け手を介助者 B 側に側臥位にする。

⑨新しいおむつの左右中央が身体中央にくるよう，また，陰部におむつの吸水ポイントが
くるように当てる。

　●必要時，尿取りパッドを使用する。

⑩体位・寝衣・環境を整える。

❺ **記載事項**

　●尿・便の状態・量，残尿感・残便感，陰部・殿部，その周辺の皮膚の状態

6 ｜ 寝衣交換などの衣生活支援・整容

（1）整容（髭剃り）

❶ 目的

①皮膚の清潔保持

②爽快感を与える

❷ 適応

● 髭が伸びている場合

❸ 必要物品

①電気カミソリ（本人用）

②鏡

③タオル

④ディスポーザブル手袋

❹ 手順

①ケアの受け手に声をかけ同意と協力を得る。

②ケアの受け手の状態から実施可能か判断する。

③必要物品を準備する。

④可能な限り安楽な体位を整える。

⑤襟元をタオルで覆う。

⑥鏡を見てもらいながら，電気カミソリを渡し，髭を剃ってもらう。

⑦剃り残しがないか確認し，終了後に電気カミソリの剃りカスを捨てる。

⑧タオルをはずし，体位を整える。

⑨使用物品を片付ける。

❺ 記載事項

● 時刻，ケアの受け手の反応

（2）寝衣交換

❶ 目的

● 身体の清潔保持

❷ 適応

①臥床ケアの受け手

②麻痺のあるケアの受け手

③点滴施行中ケアの受け手

④ドレーン類挿入ケアの受け手

❸ **必要物品**

- ケアの受け手の状態に合わせた寝衣

❹ **手順**

①ケアの受け手に声をかけ同意と協力を得る。

②ケアの受け手の状態から実施可能か判断する。

③必要物品を準備する。

④窓やカーテンを閉め，室温に配慮する。

⑤寝衣を交換する。

> ┌─────────────────────────┐
> │ **点滴・チューブ類挿入中の場合** │
> └─────────────────────────┘

（1）輸液ラインを確認する。

（2）寝衣を脱ぐ。

- 寝衣のひも，またはボタンをはずして前を開く。
- 輸液ラインの入っていない側の袖を抜く。

（3）輸液ライン側を下にした側臥位をとってもらう。

- 脱いだ寝衣は内側に丸めて背の下に入れ込む。
- 側臥位を保持できない場合は，2人で介助し，もう1人の介助者が支える。

（4）仰臥位に戻り，輸液ライン側を上にして側臥位をとり，背中にある寝衣を引き出す。

（5）クレンメを閉じ，輸液ラインの逆流を防ぐ。輸液ライン側の腕から袖を引き抜く。

- 輸液ボトルとラインを持ち，袖をくぐらせる。

（6）新しい寝衣を着る。

- 輸液ライン側の袖に内側から輸液ボトルを通す。
- 袖は扇子折りにして看護師の手首にかけ，反対側の手で輸液ボトルとラインをまとめて持ち，迎え手で把持して，袖をくぐらせる。

（7）輸液ボトルを通したあと，輸液ライン側の手を袖に通す。寝衣を整え，ひも，またはボタンで閉める。

（8）クレンメを開き，滴下数を調節，点滴を再開する。

（9）交換後の寝衣や使用物品を片付ける。

❺ **記載事項**

- ケアの受け手の状態・反応

┌──────────────┐
│ **ミニ実践（OJT）** │ **清潔・衣生活援助技術についてケアをしながら学んでみよう！**
└──────────────┘

❶ **洗髪**

- シャンプー台を設置してある部署もあるので，ケアの受け手の安静度に応じて使用を検討してもよい。
- 湯はケアの受け手の好む温度に調整し，火傷予防の配慮をする。

❷ 口腔ケア

- 義歯を落とし破損しないように，あらかじめ下に水を張っておくと，ダメージを少なくできる。
- しつこい汚れには義歯洗浄剤を使用する。歯磨き粉は研磨剤が入っており，義歯を損傷する可能性がある。
- 高温の湯や乾燥は，義歯の変形の原因となる。
- 本人用歯ブラシがない場合，スポンジブラシを使用する。
- 気管挿管中のケアの受け手には視野の確保と挿管の固定を確保するため，必ず2人で行う。
- 口腔内の乾燥を認める場合には，保湿剤を粘膜や歯肉に薄く塗る。

❸ 入浴介助

- 安全に使用できる状態か点検を行い，基本操作を確認できる。
- ケアの受け手の疾患，自立度により指導内容は異なってくる。
- 介助および見守りの詳しい方法は，ケアの受け手との相談や，リハビリテーションスタッフとの連携により，決定することが望ましい。

❹ 部分浴・陰部ケア・おむつ交換

- 皮膚が乾燥しやすい場合は，水分を拭き取った直後に保湿剤などを塗布すると，乾燥を予防しやすい。
- 体位保持が不安定なために起こる打撲や転倒に注意する。
- 温度の不適切さによる熱傷に注意する。
- ケア施行時のルートトラブルに注意する。
- 便などで汚染がひどい場合は石けん水で洗浄する。
- おむつの装着は褥瘡の誘因となる。体位・寝衣のしわ，陰部の清潔保持に留意する。

❺ 整容

- 麻痺などがある場合は鏡を固定するなどし，可能な限り残存機能を活かすよう介助する。
- 介助者の手も温めておくとよい。
- 麻痺や拘縮がある場合，関節の伸展・屈曲が自由にできる健側から衣類を脱ぎ，関節が伸展・屈曲しにくい患側から衣類を着ると，負荷をかけずに行うことができる。
- 重ね着時は一つに重ねて，ケアの受け手の身体の動きを最小限にする。
- 衣類のしわ・たるみに気をつける。
- 寝衣を窮屈に着せない，ひもをきつく締めない。
- 輸液ボトルは刺入部より常に高くして，血液の逆流を防ぐ。
- 輸液ポンプ使用中は，輸液ラインをポンプからはずし，寝衣交換を行う。輸液ラインの接続部をはずして行うと，感染リスクが高まる。
- 生体モニター・チューブ類挿入中は装着部位に注意を払う。

（1）中央配管

❶ 目的
● 酸素欠乏状態の予防・改善をする。

❷ 適応
● 低酸素症の予防・改善が必要な場合

❸ 必要物品
①鼻腔カニューレまたは酸素マスク

②酸素流量計

③加湿用蒸留水

④接続アダプター

❹ 手順
①ケアの受け手に声をかけ同意と協力を得る。

②ケアの受け手の状態から実施可能か判断する。

③必要物品を準備する。

（1） 酸素吸入器具を組み立てる。

（2） 中央配管のアウトレットに酸素吸入器具を取り付ける（**写真18・19**）。

（3） 酸素の流出を確かめる。

（4） 医師の指示の酸素流量を確認し、調節する。

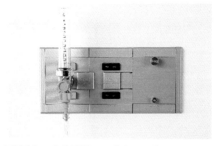

写真18 ● 中央配管のアウトレット

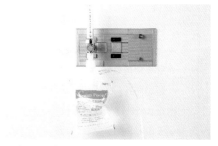

写真19 ● 酸素吸入器具の取り付け

④酸素カニューレ・マスクの装着

● 鼻腔カニューレの場合（**写真20**）

● 酸素マスクの場合（**写真20**）

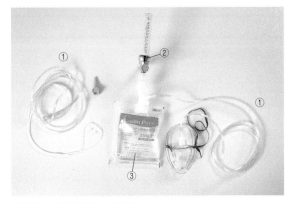

写真20 ● 酸素吸入の必要物品

⑤接続はずれ，チューブのもつれ・詰まり，屈曲の有無を確認する。

⑥酸素投与中のケアの受け手の状態を観察する。

⑦使用物品を片付ける。

⑤ 記載事項

● 酸素投与の開始時刻，ケアの受け手の呼吸状態

（2）酸素ボンベの取り扱い

① 必要物品

①酸素ボンベ

②酸素ボンベ架台

③酸素流量計（圧力計付き）

② 手順〈流量計の接続手順〉

①酸素ボンベの赤いキャップをはずし，流量計と酸素ボンベ出口を接続し，流量計側の
　ナットを時計回り（右回り）に手で閉める。

②流量計を反時計方向（左回り）に回し，閉じておく。

③酸素ボンベ上のハンドルを反時計方向（左回り）に回し，ボンベを開ける。

④圧力計が $100 \sim 150 \mathrm{kg/cm^2}$ の圧力を示すか確認する。

⑤流量計を少し開き，酸素流出を確認したのち，再び閉じて，ボンベ架でベッドサイドに
　運ぶ。

③ 記載事項

● 酸素投与の開始時刻・流量

（1）吸引（口腔内・鼻腔内・気管内）

❶ 目的

- 口腔・気道内の分泌物および血液などを吸引し，気道を確保する。

❷ 適応

- 自力での咳嗽誘発や上気道貯留物の喀出が困難

口腔内吸引（鼻腔内吸引）

❸ 必要物品

①吸引器一式

②水道水

③吸引カテーテル（10～12Fr）

④アルコール綿など

⑤ディスポーザブルエプロン・マスク・ディスポーザブル手袋

⑥ゴーグルまたはフェイスシールド

⑦ビニール袋

⑧聴診器

⑨パルスオキシメーター

❹ 手順

①ケアの受け手に声をかけ同意と協力を得る。

②ケアの受け手の状態から実施可能か判断する。

③必要物品を準備する。

④ディスポーザブルエプロンを着用する。

⑤吸引用アウトレットに接続し吸引器をセットする（**写真21**）。

⑥吸引圧を－20～－26kPa にセットする。

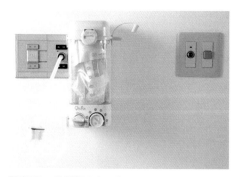

写真21 ● 吸引器のセット

⑦ディスポーザブル手袋を装着する。

⑧吸引カテーテルを屈曲し，減圧して鼻腔または口腔に挿入し，カテーテルを回しながら素早く吸引する。

- 10～15秒以内

⑨吸引カテーテルをアルコール綿などで拭き取り，水道水を通し，チューブ内の痰を吸引ビンなどに流す。

⑩ケアの受け手の状態を観察する（呼吸音，SpO₂）。

⑪吸引後は吸引調節ダイヤルをOffに戻す。

⑫ディスポーザブル手袋をはずし，ディスポーザブル手袋と吸引カテーテルを指定の場所に廃棄する。

⑬使用物品を片付ける。

❺ 記載事項

- 時刻，吸引物の性状・量，ケアの受け手の反応

気管内吸引（挿管・気管切開をしている場合）

❸ 必要物品

①吸引器一式

②水道水（吸引器セットのチューブ内の液を流す用）

③吸引カテーテル（挿管用：50cm）

④滅菌手袋

⑤ディスポーザブルガウン・マスク・ディスポーザブル手袋

⑥ゴーグルまたはフェイスシールド

⑦ビニール袋

⑧聴診器

⑨パルスオキシメーター

❹ 手順

①ケアの受け手に声をかけ同意と協力を得る。

②ケアの受け手の状態から実施可能か判断する。

③必要物品を準備する。

④流水と石けんで手洗いする。

⑤吸引用アウトレットに接続し，吸引器を正しくセットする。

⑥吸引圧を－20～－26kPaにセットする。

⑦滅菌手袋を装着する。

⑧清潔操作で吸引カテーテルを屈曲し，減圧して挿入する。カテーテルを回しながら，すばやく吸引する。

⑨吸引カテーテルを廃棄し，チューブ内の痰を吸引ビンに流す。

⑩ケアの受け手の状態を観察する（呼吸音，SpO₂）。

⑪吸引後は吸引調節ダイヤルを Off に戻す。

⑫ディスポーザブル手袋をはずし，ディスポーザブル手袋と吸引カテーテルを指定の場所に廃棄する。

⑬使用物品を片付ける。

⑤ 記載事項

- 時刻，吸引物の性状・量，呼吸状態

（2）ネブライザー

❶ 目的

- 気道を加湿するとともに，分泌物の粘度を下げ，喀出しやすくする。

❷ 適応

- 気道分泌物の増加があり，喀出が困難となっている場合

❸ 必要物品（超音波式ネブライザー）（写真 22）

①ネブライザー本体

②ジャバラ（ディスポーザブル）

③マウスピースまたはマスク

④薬剤槽

⑤指示された薬液

⑥薬杯

❹ 手順

①ケアの受け手の状態から実施可能か判断する。

②体位を整える。

③ネブライザー器具を組み立てる。

④薬剤槽に指示された薬液を 1 回投与量入れる。

- 薬液は通常 150mL まで使用できる。
- 5 mL 以下で使用するときは，「小容量霧化セット」を使用する。

⑤薬剤槽カバーを時計回りでしっかりと取り付け，本体に固定レバーで固定する（**図 4**）。

⑥ジャバラ，マウスピースまたはマスクを組み立てる。

⑦ケアの受け手に声をかけ同意と協力を得る。

⑧ケアの受け手の状態から実施可能か判断する。

⑨吸入

（1）自然に呼吸してもらう。

（2）ケアの受け手に声をかけ，本体のスイッチを入れる。

（3）ゆっくり呼吸をするよう説明する。

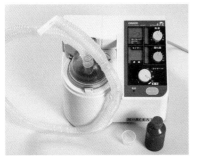

写真22 ● 超音波ネブライザー

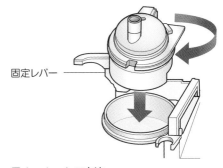

固定レバー

図4 ● セットの方法

（4）むせない程度に霧の量，風量を調整する。

（5）施行時間をケアの受け手に伝える。

⑩使用物品を片付ける。

❺ 記載事項

● ケアの受け手の状態・反応

3 | 体 温 調 整

Ⅰ「ニーズをとらえる力」の「身体面（疾病や障がい）」（p 24）を参照。

4 | 体 位 ド レ ナ ー ジ

❶ 目的

● 貯留している分泌物の動きを利用して，中枢側に移動させること

❷ 適応

● 気道内分泌量が多く，分泌物の喀出が困難な場合

❸ 必要物品

①体位保持用クッション

②吸引用物品

③聴診器

❹ 手順

①ケアの受け手に声をかけ同意と協力を得る。

②ケアの受け手の状態から実施可能か判断する。

③必要物品を準備する。

④肺音を確認し，痰の部位を確認する。

⑤体位ドレナージ（**図5**）をとる。

⑥咳嗽，ハフィング，必要に応じて吸引を行い，分泌物の喀出を促す。

⑦分泌物の貯留状態を確認し，体位ドレナージの効果を評価する。

⑧体位，寝衣，環境を整える。

⑨使用物品を片付ける。

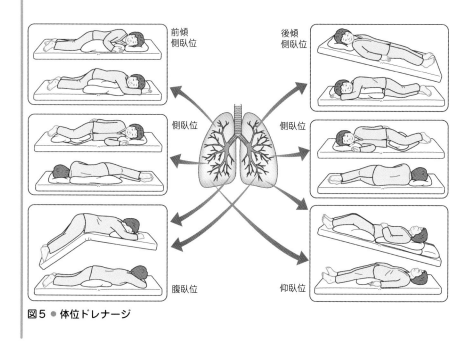

前傾
側臥位

後傾
側臥位

側臥位

側臥位

腹臥位

仰臥位

図5 ● 体位ドレナージ

⑤ **記載事項**

● ケアの受け手の状態・反応

5 │ 人工呼吸器の管理

① **目的**

自発呼吸が困難な場合に強制的に換気を行う。

② **適応**

①呼吸運動障害（気道閉塞や何らかの疾患による無呼吸など）

②ガス交換障害（肺閉塞，無気肺など）

③手術後や重症外傷時，循環状態が不安定な場合（心停止，致死的不整脈，ショックなど）

人工呼吸器の使用開始手順

③ **必要物品**

①人工呼吸器（**写真23**）

②滅菌蒸留水

③排水用の容器（機種により準備）

④閉鎖式吸引チューブ

⑤吸引用物品

＊各施設の医療機器マニュアルなど参照。

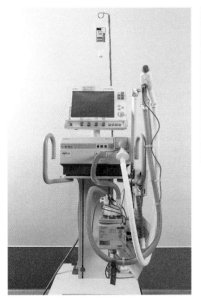

写真23 ● 人工呼吸器

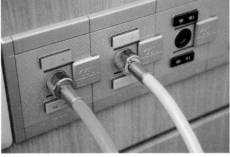

写真24 ● 中央配管
緑色側が酸素，黄色側が圧縮空気。

🔴 **手順：蛇管（チューブの接続）**

①電源プラグをコンセントに差し込む。

  （1）非常用電源の赤コンセントを選択する。

  （2）加湿器の電源プラグがある場合は，加湿器の電源も差し込む。

②中央配管の酸素・圧縮空気にプラグを接続する（**写真24**）。

③テストラングを装着する。

④人工呼吸器の電源スイッチを On にする。

⑤加湿器用の蒸留水を設置する。

⑥加湿器の電源を On にする。

⑦ウォータートラップがある場合は，ウォータートラップの位置・貯水量を確認し，水が
  貯まっている場合は，取り除く。

⑧呼吸器の設定を医師に行ってもらう。

  ● 「人工呼吸器点検シート」などを用いて確認する。

❺ 記載事項

　● 人工呼吸器の設定条件・作動状態，ケアの受け手の反応

ケアの受け手のモニタリング

❸ 必要物品

①パルスオキシメーター

②聴診器

③カフ圧計（自動・手動）

　● 人工呼吸器関連肺炎（VAP）予防のため, 30〜45°のギャッチアップが推奨されている。

　● ケアの受け手は発声ができず拘束感が強いため，コミュニケーションの方法を工夫
　　し，ストレスを緩和する。

❹ 手順

①ケアの受け手に声をかけ同意と協力を得る。

②ケアの受け手の状態から実施可能か判断する。

③必要物品を準備する。

④視診・触診

　● 視診：ケアの受け手の表情・鼻翼・口・胸郭の動き，発汗状態，口唇や爪の色

　● 触診：手のひら全体を胸郭に当て，呼吸運動に合わせながら，胸郭の動きをみていく。

⑤聴診

⑥カフ圧を測定し，気管内チューブを固定する。

⑦グラフィックモニターの観察

　● 人工呼吸器のグラフィックモニターで，ケアの受け手の呼吸状態や呼吸の同調性を
　　みる。

⑧使用物品を片付ける。

❺ 記載事項

　● 観察した内容をフローチャートに記入する。

　　・換気状態，呼吸器合併症の有無，気管チューブの固定状況，皮膚の状態

❻ 人工呼吸器装着中の合併症と予防のケア

　人工呼吸器関連肺炎は，Ⅱ部のE「感染」（p201）を参照。

ケアの受け手のニーズに沿って，以下の援助が実践できる。

❶ 酸素吸入法

(1) 中央配管：加湿用蒸留水の使用の有無を確認する。

- 装着したカニューレやマスクのゴムがきつくならないように注意して装着する。潰瘍形成の要因の1つとなるため。
- ケアの受け手周囲に火気・喫煙など危険物がないか確認し，ケアの受け手にも説明する。

(2) 酸素ボンベの取り扱い（**写真25**）：ボンベの酸素は高圧なので，圧力調節器を付けて使用する。

- 酸素ボンベを使用する際は台車やスタンドを使用する。
- 流量計取付け部から酸素の漏れがないことを確認する。
- バルブを開くときは酸素噴射による事故を防ぐために，酸素の出口を人のいない方向に向けて静かに開ける。

①酸素ボンベのハンドルを時計回り（右回り）に回し，閉じる。

②圧力計が0になるのを確認し，流量計も閉じる。

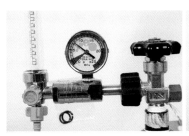 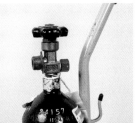

写真25 ● 酸素ボンベと流量計

酸素ボンベの残量 [L] の計算

ボンベ内容積[3.4L]×圧力計の表示値[Mpa]×10

酸素ボンベ内使用可能量 [L] の計算

ボンベ内容積[3.4L]×圧力計の表示値[Mpa]×10×0.8（安全係数）

使用可能時間 [分] の計算

使用可能量[L]÷指示流量[L/分]＝使用可能時間[分]

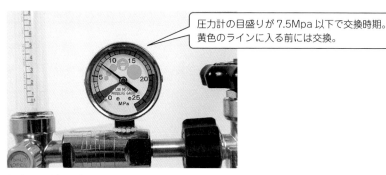

圧力計の目盛りが7.5Mpa以下で交換時期。
黄色のラインに入る前には交換。

写真26 ● 流量計

❷ **吸引（口腔内・鼻腔内・気管内）**

(1) 口腔内吸引（鼻腔内吸引）

- 意識のないケアの受け手の場合でも話しかけながら実施するよう心がける。
- 吸引中は低酸素となるため，SpO_2の変動を確認しながら行う。

(2) ネブライザー

- ケアの受け手の観察

　①実施状況と効果をケアの受け手の状態に合わせた方法で観察する。

　②吸入後，必要に応じて体位ドレナージを行い，痰の喀出を促す。

　③必要に応じて吸引を行う。

- 座位で行うことで，横隔膜が下がり，肺胞に入りやすくなる。

❸ **体位ドレナージ**

- 聴診，打診から分泌物の貯留を判断する。
- ショックなどの循環動態が不安定な場合は，禁忌である。
- 痛みや呼吸困難が生じた場合には，すぐ知らせるよう声をかける。
- 体位変換を行う際にはチューブ類などの屈曲や抜去に留意する。

❹ **人工呼吸器**

(1) 人工呼吸器の管理

- 加湿器内蒸留水の追加と交換方法の時期
- 回路，加湿器を定期的に交換
- 回路のリークを確認する。
- ケアの受け手より回路を低い位置にする。
- 回路に水分が貯留すると，人工呼吸器とケアの受け手の同調性（**表1**）が悪くなるため，随時取り除く。
- 人工呼吸器は非生理的な換気のため，それ自体が直接各臓器にさまざまな影響を与える（**図6**）。また，人工呼吸器を装着することによって起こってくる現象がある。

表1 ● 呼吸と同調していない状態

	ファイティング	バッキング
意味	・呼吸器による強制換気とケアの受け手の自発呼吸が合わず，呼吸困難が誘発される状態	・気道分泌物などの貯留により，咳嗽反射が出現し，呼吸器とのリズムが合わない状態
対処	・用手的呼吸に切り替える ・自発呼吸の状態を確認し，呼吸器設定の変更などを医師と相談する	・気道分泌物を除去する

(城野昭美・他：人工呼吸器装着中のケア．看護技術スタンダードマニュアル作成委員会（編），看護技術スタンダードマニュアル．p423, メヂカルフレンド社，2006. より)

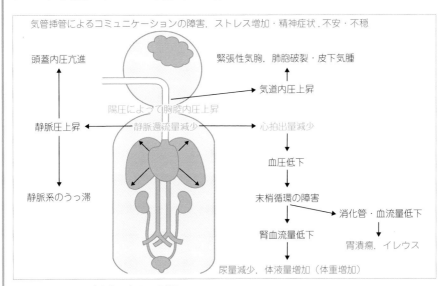

図6 ● 陽圧呼吸が人体に与える影響

● 呼吸状態や鎮静の状態を評価する。

(2) 人工呼吸器装着中の合併症と予防のケア

● 圧外傷・陽圧換気による人体への影響

・気胸，皮下気腫，循環器系への影響により，心拍出量，血圧，腎血流量の低下などが生じるため観察を行う。

・気管チューブ固定による皮膚損傷に注意し，観察を行う。

・心理的ストレスによる胃腸障害などを含めて観察を行う。

・ウィーニングの過程（人工呼吸から自発呼吸へ移行する）では，薬剤による鎮静からの覚醒状態の観察を行う。

・人工呼吸器装着による苦痛を強く感じたり，呼吸がうまくできない，声が出ないことなどへの配慮を行う。

1 創 傷 処 置

❶ 目的

- 創傷治癒を促進する。

❷ 適応

①局所的因子：出血，感染，血行障害，振動，張力，圧迫

②全身的因子：低栄養，代謝障害（糖尿病，肝障害など），ステロイド製剤の長期服用，血液凝固異常など

❸ 必要物品

①ドレッシング材

②テープ

③消毒または洗浄に使用する物品

④ディスポーザブル手袋

⑤ビニール袋

❹ 手順

①ケアの受け手に声をかけ同意と協力を得る。

②ケアの受け手の状態から実施可能か判断する。

③必要物品を準備する。

④手洗いを行い，ディスポーザブル手袋を装着する。

⑤ケアの受け手のプライバシーを保護し，室温に気をつける。

⑥テープやドレッシング材をはがす。

⑦創傷の状態を観察する。

⑧必要であれば，創部の消毒または洗浄を行う。

⑨ドレッシング材で創部を被覆する。

⑩衣類を整え，終了したことを伝える。

⑪使用物品を片付ける。

❺ 記載事項

- 局所の状態を観察

2 褥 瘡 の 予 防

❶ 目的

圧迫，ずれを排除する。

❷ 適応

①可動性，活動性，知覚，認知の低下

②外的要因（湿潤，摩擦，ずれなど）

③内的要因（低栄養，体重減少など）

❸ 必要物品

各施設の褥瘡管理マニュアルなどを参照。

❹ 手順

各施設の褥瘡管理マニュアルなどを参照。

---

3 | 包 帯 法

❶ 目的

創傷や疾病などを治療する。

❷ 適応

● 被覆・支技・固定・圧迫・牽引・矯正・保湿・安楽など

❸ 必要物品

①包帯：伸縮性包帯，非伸縮性包帯，弾力包帯，三角布，T字帯，腹帯，弾性ストッキングなど

②テープ

❹ 手順

①ケアの受け手に声をかけ同意と協力を得る。

②ケアの受け手の状態から実施可能か判断する。

③必要物品を準備する。

④包帯を巻く。

⑤衣類を整え，終了したことを伝える。

⑥使用物品を片付ける。

❺ 記載事項

● ケアの受け手の状態・反応

ミニ実践（OJT）創傷管理技術についてケアをしながら学んでみよう！

ケアの受け手のニーズに沿って，以下の援助が実践できる。

❶ 創傷処置

（1）テープをはがす際には，皮膚に垂直にはがさず，皮膚に合わせてはがす。

（2）創傷の状態を観察する。

①感染徴候

②滲出液

③創部離開の有無や程度

④痛みの程度

⑤周囲皮膚：発赤，びらんの有無

❷ **褥瘡の予防**

(1) 弾力包帯や弾性ストッキングによる圧迫は，拡張した毛細血管の径を縮小させ，組織圧を上昇させる。その結果，組織間液の再吸収が促進され，組織間液は減少し，浮腫の軽減，酸素の拡散が良好となる。

(2) 圧迫療法により，静脈還流ばかりでなく，リンパ還流も改善される。弾力包帯は，6〜24時間の間に圧迫力が低下するため，巻きなおす必要がある。

❸ **包帯法**

(1) 実施上の原則に基づいて行う。

①実施する部位に適当な包帯サイズ，種類を選択する。

②末梢から中枢に向かって一定の圧力で巻く。

③関節や靱帯などに負担をかけないようにするため，良肢位を保って巻く。

④循環障害を避けるため末梢側を露出させておく。

(2) 帯尾は中枢側に少し出して1回巻いたあと，出した部分を折り返し，その上から重ねて2〜3回巻く。

(3) 患部の上で巻き終わらないよう包帯の長さを調節する。

(4) 細すぎる包帯は締め付けすぎになり，太すぎる包帯は重なりすぎになる。

8 新人看護職員研修ガイドラインにおける【与薬の技術】

1 経口薬の与薬

❶ 目的

経口薬与薬は，内服した薬剤を消化管を通して吸収させ，体内に取り込ませること。

❷ 適応

- 嚥下機能を含め，消化管運動や消化吸収能力に異常がない場合

❸ 必要物品

①指示された薬剤

②処方箋

③コップ（または吸い飲み，薬杯）

④オブラート（必要に応じて）

⑤水

❹ 手順

定時薬の場合

①ケアの受け手に声をかけ同意と協力を得る。

②ケアの受け手の状態から実施可能か判断する。

③必要物品を準備する。

④処方箋の記載内容を2人で確認し，薬剤を準備する。6Rを用いる。

- 氏名・時間・薬剤・量・目的・方法を処方箋と照合する。
- アレルギーの有無・薬剤禁忌の把握

⑤誤嚥防止のため意識状態，嚥下状態を確認する。

⑥薬剤を飲み終えたことを確認する。

⑦処方箋の内容を確認し，実施者のサインをする。

❺ 記載事項

- ケアの受け手の状態・反応

2 外用薬の与薬

❶ 目的

- 限局した皮膚に薬物を直接投与し，薬効を期待するために実施する。

❷ 適応

①消炎，鎮痛，掻痒感の緩和，皮膚潰瘍などの治療

②皮膚への薬剤塗布，塗擦

❸ **必要物品**

①指示された薬剤（点眼薬，貼布剤，軟膏など）

②ディスポーザブル手袋

③ガーゼやテープ類（必要に応じて）

❹ **手順**

①ケアの受け手に声をかけ同意と協力を得る。

②ケアの受け手の状態から実施可能か判断する。

③必要物品を準備する。

④処方箋の記載内容を2人で確認し，薬剤を準備する。6Rを用いる。

- 氏名・時間・薬剤・量・目的・方法を処方箋と照合する。

- アレルギーの有無・薬剤禁忌を把握する。

⑤軟膏を塗る部分をあらかじめ清潔にし，ディスポーザブル手袋を使用し，軟膏を手に取る。

⑥指の腹で塗布する。

⑦口腔内への塗布は，嘔吐反射が出現しないように最後に行う。

　点眼薬

- 点眼容器の先が，まつげや目に直接触れないようにする。

- 点眼容器や眼軟膏の先端は，どこにも触れないように注意する。

- 点眼薬と眼軟膏がある場合，①点眼，②眼軟膏の順番に行う。

　貼布剤

- 貼布剤は皮膚が蒸れやすいのでよく観察し，1～2回/日，部位や場所を変える。

⑧処方箋の内容を確認し実施者のサインをする。

⑨使用物品を片付ける。

❺ **記載事項**

- ケアの受け手の状態・反応

---

3 ｜ 直腸内与薬（坐薬）

❶ **目的**

- 直腸の粘膜から薬剤を吸収させる。

❷ **適応**

①経口投与ができない場合

②直腸粘膜に異常を認めない場合

③上部消化管の消化吸収能が低下している場合

❸ **必要物品（写真27）**

①処方箋

②指示された坐薬

③水溶性潤滑剤

④ディスポーザブル手袋

⑤ガーゼ

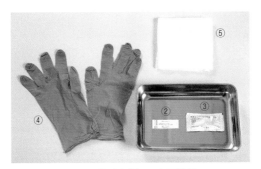

写真27 ● 直腸内与薬（坐薬）の必要物品

❹ 手順

①ケアの受け手に声をかけ同意と協力を得る。

②ケアの受け手の状態から実施可能か判断する。

③必要物品を準備する。

④処方箋の記載内容を2人で確認し，薬剤を準備する。6Rを用いる。

● 氏名・時間・薬剤・量・目的・方法を処方箋と照合する。

● アレルギーの有無・薬剤禁忌を把握する。

⑤事前に排便を済ませておくように促す。

⑥直腸・肛門周囲の状態を観察する。

⑦体位を左側臥位，膝は十分に屈曲させる。またはシムス位にする。

⑧ディスポーザブル手袋を装着し，薬剤を包装から出し，水溶性潤滑剤をつける。

⑨成人の場合は約2.5cm挿入し，挿入後はしばらくガーゼで肛門部を押さえ，薬剤の排出を防ぐ。

⑩処方箋の内容を確認し実施者のサインをする。

⑪使用物品を片付ける。

❺ 記載事項

● ケアの受け手の状態・反応

4 | 皮下注射

❶ 目的

皮下内に薬剤を注射する。

❷ 適応

● 筋肉注射よりも緩やかな薬効を期待する場合

❸ 必要物品（写真 28）

①処方箋

②注射液

③注射器

④注射針（26G）

⑤アルコール綿など

⑥針捨て容器

⑦ディスポーザブル手袋

⑧絆創膏

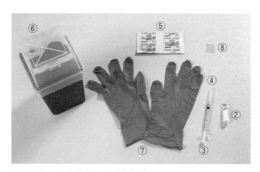

写真28 ● 皮下注射の必要物品

❹ 手順

①ケアの受け手に声をかけ同意と協力を得る。

②ケアの受け手の状態から実施可能か判断する。

③必要物品を準備する。

④処方箋の記載内容を 2 人で確認し，薬剤を準備する。6 R を用いる。

● 氏名・時間・薬剤・量・目的・方法を処方箋と照合する。

● アレルギーの有無・薬剤禁忌を把握する。

● 薬剤の 3 回確認を行いながら準備する。

（1）処方箋と薬剤を指さし，声を出して確認する。

（2）薬液を吸引する。このとき処方箋と薬品を指さし，声を出して確認する。

（3）処方箋と空アンプルまたはバイアルの薬品名を指さし，声を出して確認する。

⑤注射部位を選択する（図7）。

⑥注射部位をアルコール綿で消毒する（アルコールの禁忌を確認する）。

⑦注射部位をつまみ上げる。

⑧皮膚に対して10〜30°の角度で，すばやく針を刺入する（図8）。

⑨ケアの受け手に刺入部位の激痛，しびれがないかを確認する。

⑩内筒を少し引き，血液の逆流がないことを確認し，注射液をゆっくり注入する。

⑪針を抜き，刺入部位をアルコール綿で押さえる。

⑫使用物品を片付ける。

● 注射針はリキャップせずに，注射器とともに針捨て容器に廃棄する。

⑬処方箋の内容を確認し実施者のサインをする。

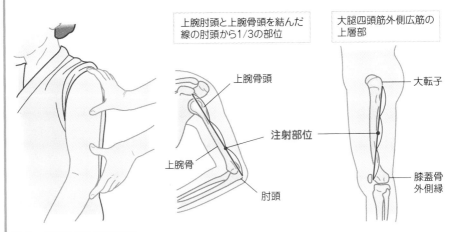

上腕肘頭と上腕骨頭を結んだ線の肘頭から1/3の部位

大腿四頭筋外側広筋の上層部

上腕骨頭

注射部位

上腕骨

肘頭

大転子

膝蓋骨外側縁

図7 ● 皮下注射の注射部位

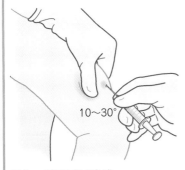

10〜30°

図8 ● 皮下注射の角度

❺ 記載事項

● ケアの受け手の状態・反応

5 筋肉内注射

❶ 目的

筋肉内に薬剤を注射する。

❷ 適応

● 静脈内注射よりも緩除な薬効発現を期待する場合

❸ 必要物品（写真29）

①処方箋

②注射液

③注射器（使用する薬剤量に適したもの）

④注射針（22，23G針）

⑤アルコール綿など

⑥針捨て容器

⑦ディスポーザブル手袋

⑧絆創膏

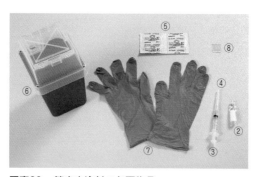

写真29 ● 筋肉内注射の必要物品

❹ 手順

①ケアの受け手に声をかけ同意と協力を得る。

②ケアの受け手の状態から実施可能か判断する。

③必要物品を準備する。

④処方箋の記載内容を2人で確認し，薬剤を準備する。6Rを用いる。

● 氏名・時間・薬剤・量・目的・方法を処方箋と照合する。

● アレルギーの有無・薬剤禁忌の把握

●薬剤の3回確認を行いながら準備する。
　（1）処方箋と薬剤を指さし，声を出して確認する。
　（2）薬液を吸引する。このとき処方箋と薬品を指さし，声を出して確認する。
　（3）処方箋と空アンプルまたはバイアルの薬品名を指さし，声を出して確認する。
⑤ケアの受け手を確認する。

　筋肉内注射の部位 （図9）

●上腕三角筋の肩峰から3横指下
●中殿筋の上方外観
●大腿外側広筋の中央部

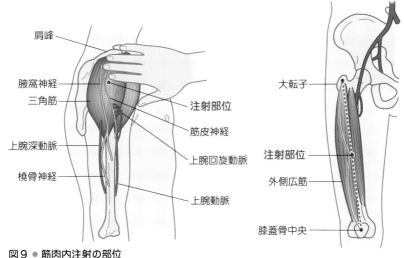

図9 ● 筋肉内注射の部位

⑥注射部位をアルコール綿で消毒する（アルコールの禁忌を確認する）。
⑦注射器をペンのように持ち，針を皮膚に対して90°の角度ですばやく刺入する（図10）。
⑧内筒を引き，血液の逆流やしびれがないことを確認する。
⑨薬剤を注入する。
⑩アルコール綿を用意し，針を抜くと同時にアルコール綿で注射部位を押さえる。
⑪注射針はリキャップせずに，注射器とともに針捨て容器に廃棄する。
⑫処方箋の内容を確認し，実施者のサインをする。
⑬使用物品を片付ける。

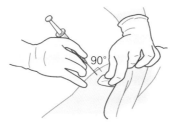

図10 ● 筋肉内注射の角度

⑤ 記載事項
● ケアの受け手の状態・反応

6 | 皮内注射

● 各施設の看護手順などを参照。

7 | 静脈内注射

❶ 目的

比較的少ない量の薬剤を，1回で静脈内に直接注入する。

❷ 適応

静脈内に直接薬液を注入することにより，皮下注射，筋肉内注射よりもさらに迅速かつ確実な薬効を得る。

❸ 必要物品（写真30）

①処方箋
②注射液
③注射器（薬剤量と血液逆流量を加算した容器の注射器）
④注射針（21〜23G）
⑤アルコール綿など
⑥駆血帯
⑦ディスポーザブル手袋
⑧針捨て容器
⑨固定用テープ
⑩肘枕

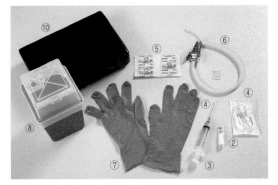

写真30 ● 静脈内注射の必要物品

④ 手順

① ケアの受け手に声をかけ同意と協力を得る。

② ケアの受け手の状態から実施可能か判断する。

③ 必要物品を準備する。

④ 処方箋の記載内容を2人で確認し，薬剤を準備する。6Rを用いる。

● 氏名・時間・薬剤・量・目的・方法を処方箋と照合する。

● アレルギーの有無・薬剤禁忌の把握

⑤ ディスポーザブル手袋を装着する。

⑥ 注射器を袋から取り出し，注射針を接続する。

⑦ 薬剤の3回確認を徹底する。

(1) 処方箋と薬剤を指さし，声を出して確認する。

(2) 薬液を吸引する。このとき処方箋と薬品を指さし，声を出して確認する。

(3) ミキシングに使用した注射針はリキャップせずに，注射器とともに針捨て容器に廃棄する。

(4) 処方箋と空アンプルまたはバイアルの薬品名を指さし，声を出して確認する。

⑧ 排尿を済ませ，安楽な体位をとらせる。また清拭やその他の処置は，できる限り済ませておく。

⑨ ケアの受け手を確認する。

⑩ ケアの受け手に静脈内注射を行う。

⑪ 静脈内注射を実施する静脈を選ぶ。

● よく選ばれる刺入部位は，「橈側皮静脈」「尺側皮静脈」「肘正中皮静脈」「前腕正中皮静脈」である（図11）。

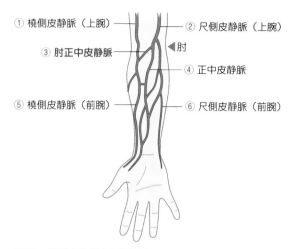

① 橈側皮静脈（上腕）　　② 尺側皮静脈（上腕）

③ 肘正中皮静脈　　　　　◀肘

④ 正中皮静脈

⑤ 橈側皮静脈（前腕）　　⑥ 尺側皮静脈（前腕）

図11 ● 静脈内注射の実施部位

⑫ケアの受け手に手を握ってもらい，刺入する部位より中枢を駆血する。

⑬注射部位をアルコール綿で消毒する（アルコールの禁忌を確認する）。

⑭針の切り口を上方に向け，皮膚を伸展させ，針を刺入する。

- 血液の逆流を確認したら，針を確実に血管内に留置するため，5〜10mm針を進める。
- 刺入部位の手前から，15〜20°の角度で，血管の真上から刺入する。

⑮注射器の内筒を引き，血液の逆流があることを確認する。

⑯駆血帯をはずし，ケアの受け手に手を開いてもらう。

⑰針の刺入部を固定する。

⑱注射器を確実に固定し，薬剤をゆっくり注入する。

⑲薬剤の注入が終了したら，針の角度を変えないようにすばやく針を抜き，同時にアルコール綿で注射部位を圧迫する。

- 針を格納する（リキャップは行わない）。

⑳圧迫止血する。

- ケアの受け手に止血方法を説明する。
- 3〜5分程度圧迫して止血する。

㉑注射針はリキャップせずに，注射器とともに針捨て容器に廃棄する。

㉒処方箋の内容を確認し実施者のサインをする。

❺ **記載事項**

- ケアの受け手の状態・反応

8 │ 点滴静脈内注射

❶ 目的

①点滴静脈内注射は，大量の薬液を持続的に静脈内に注入する。

②一度に静脈内注射をすると危険な薬剤について，血中濃度を一定に保つために選択される。

❷ 適応

①体内の電解質バランスの補正

②栄養の補給

③治療に用いる薬剤の投与

④検査に用いる薬剤の投与

⑤急変時の血管へのアクセスルート確保など

❸ 必要物品（写真 31）

①処方箋

②注射液

③静脈留置針（サーフロー）または翼状針（18〜24G，使用薬剤・血管の太さに合ったもの）

④輸液セット（成人用，小児用，ポンプ用など用途に合ったもの）

- 1mL ＝20 滴：成人
- 1mL ＝60 滴：小児

⑤延長チューブ

⑥三方活栓・静脈ライン用コネクタ（シュアプラグ）

⑦透明なドレッシング材

⑧固定用テープ

⑨アルコール綿など

⑩駆血帯

⑪ディスポーザブル手袋

⑫点滴スタンド

⑬輸液ポンプ（必要に応じて）

⑭針捨て容器

⑮肘枕

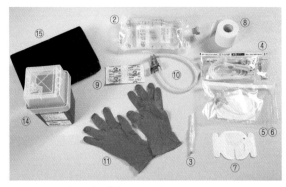

写真31 ● 点滴静脈内注射の必要物品

❹ 手順

①ケアの受け手に声をかけ同意と協力を得る。

②ケアの受け手の状態から実施可能か判断する。

③必要物品を準備する。

④処方箋の記載内容を2人で確認し，薬剤を準備する。6Rを用いる。

- 氏名・時間・薬剤・量・目的・方法を処方箋と照合する。
- アレルギーの有無・薬剤禁忌を把握する。

⑤ディスポーザブル手袋を装着する。

⑥注射器を袋から取り出し，注射針を接続する。

⑦薬剤の3回確認を徹底する。

(1) 処方箋と薬剤を指さし，声を出して確認する。

(2) 薬液を吸引する。このとき処方箋と薬品を指さし，声を出して確認する。

(3) 輸液ボトルのふたをはずし，ゴム栓をアルコール綿で消毒する。

(4) アルコールの乾燥を保ち，静かに泡立てないように薬液を注入する。

(5) 注射針はリキャップせずに注射器とともに針捨て容器に廃棄する。

(6) 処方箋と空アンプルまたはバイアルの薬品名を指さし，声を出して確認する。

(7) 輸液セットと延長チューブを清潔に接続する。

- クレンメを閉じる。
- 三方活栓の向きを確認する。

(8) 必要な薬剤と輸液セットを接続する。

⑧輸液セットを輸液で満たす。

(1) クレンメが閉じられていることを確認し，輸液製剤を点滴スタンドにかける。

(2) 点滴筒を指でゆっくり押しつぶして離し，点滴筒の半分程度まで輸液製剤を貯める。

(3) クレンメを開き，延長チューブの先まで輸液を満たす。

（4）クレンメを閉じ，輸液セット内の空気をはじいて除去する。

⑨穿刺部位より中枢側に駆血帯を締め，静脈が浮き出るのを待ち，穿刺しやすい静脈を決める。

⑩ケアの受け手に手を握ってもらい，刺入する部位より中枢を駆血し，注射部位をアルコール綿で消毒する（アルコールの禁忌を確認する）。

⑪針の切り口を上方へ向け，皮膚を伸展させ，針を刺入する。

- 刺入部位の手前から，15〜20°の角度で，血管の真上から刺入する。

静脈留置針の場合

（1）安全カバーを持ち，針先を傷めないようにプロテクターをはずす。

（2）内針の刃面が上になるように安全カバーを持って穿刺する。

（3）血液の逆流を確認したら，内針ハブ先端のタブを押して静脈留置針だけを必要な深さまで進める。

（4）駆血帯をはずし，穿刺針を抜く。

（5）穿刺針を抜いたときに安全カバーをロックする（穿刺針は針捨て容器に廃棄する）。

（6）静脈留置針と延長チューブを接続する。

（7）輸液を流し，穿刺部位が腫脹したり，疼痛がないか確認する。

（8）透明なドレッシング材で穿刺部位を固定する。

（9）延長チューブにループを作り，固定用テープで固定する（**写真 32**）。

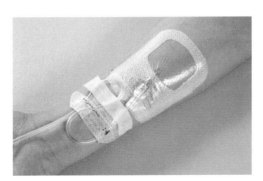

写真32 ● 静脈留置針の刺入部固定例

翼状針の場合

（1）輸液セットと翼状針を接続し，ルート内を輸液で満たす。

（2）刃面を上にし，翼状針を持ち穿刺する。

（3）血液の逆流を確認し，駆血帯をはずす。

（4）輸液を流し，穿刺部位が腫脹したり，疼痛がないか確認する。

（5）刺入部位を固定用テープで固定する。

⑫注入速度を調節する。

⑬輸液セット全体の流れと，輸液製剤の高さを確認する。

 （1）輸液製剤の液面は，心臓・点滴刺入部より高くする。

 （2）点滴施行中に動いたり立ったりするときも，逆流がないか確認する。

⑭処方箋の内容を確認し実施者のサインをする。

⑮点滴施行中は，定期的にベッドサイドに行き，ケアの受け手の様子を観察する。

 ● 時間あたりの予定投与量を計算し，計算と実際の残量に差が開いていないことを確認する。

⑤ 記載事項

 ● ケアの受け手の状態・反応

9 ｜ 中心静脈内注射

① 目的

①末梢静脈からの穿刺が困難な場合の血管確保

②持続的栄養補給

② 適応

①血管確保が困難な場合

②経口摂取が不可能または不十分な場合

③ 必要物品（写真33）

①中心静脈カテーテル挿入キット

②縫合セット・絹糸

③滅菌サージカルドレープ

④消毒液

⑤消毒綿球

⑥鑷子

⑦ 1 ％キシロカイン　10mL

⑧ 10mL シリンジ

⑨ 22G または 23G カテラン針

⑩処置用シーツ

⑪滅菌ガウン・マスク・キャップ（マキシマルバリアプリコーション用）

⑫滅菌手袋

⑬ディスポーザブル手袋・エプロン・マスク（PPE 用）

⑭注射用生理食塩水　20mL またはヘパフラッシュ

⑮輸液用生理食塩水　100mL

⑯中心静脈（central venous：CV）用輸液セット・シュアプラグ

⑰透明フィルムドレッシング材

⑱ビニール袋

⑲バスタオル

⑳同意書

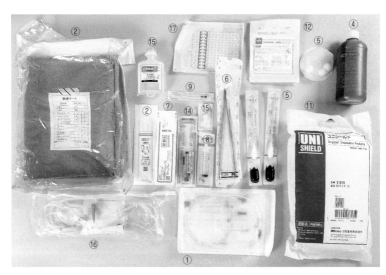

写真33 ● 中心静脈内注射の必要物品

④ 手順

①ケアの受け手に声をかけ同意と協力を得る。

②ケアの受け手の状態から実施可能か判断する。

③処方箋の記載内容を2人で確認し，薬剤を準備する。6Rを用いる。

　●氏名・時間・薬剤・量・目的・方法を処方箋と照合する。

　●アレルギーの有無・薬剤禁忌の把握

④穿刺部位を露出し，バスタオルなどを用いて，プライバシーの保護と保温に努める。

⑤穿刺部位の周囲にディスポーザブルシーツを敷く。

⑥看護師は手指消毒を行い，ディスポーザブル手袋，ディスポーザブルエプロン，マスクを装着する。

⑦必要物品を準備し，無菌的操作で介助する。

⑧医師はキャップ，マスクを装着する。

⑨看護師が滅菌ガウンの装着を介助し，医師は滅菌手袋を装着する（マキシマルバリアプリコーション）。

⑩医師に消毒綿球を渡す（2回消毒する）。

⑪看護師が滅菌穴あきドレープを無菌的に開封し，医師に渡す。

⑫看護師は局所麻酔薬を保持し，医師がシリンジで吸い上げる。

⑬カテーテル挿入後，中心静脈カテーテルにシュアプラグを接続してもらう（**図12**）。

⑭輸液用生理食塩水 100mL と接続する。

⑮カテーテルの縫合を介助する。

⑯カテーテル先端が目的部位に到達していることを X 線像で確認する。

⑰医師の指示により輸液を開始する。

⑱処方箋の内容を確認し実施者のサインをする。

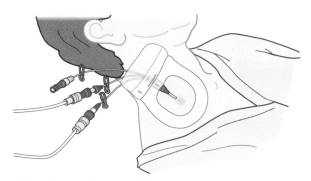

図12 ● 挿入部の固定（内頸静脈）

❺ **記載事項**

● カテーテルのサイズ・挿入の長さ・挿入部位，ケアの受け手の反応

10 │ 輸液ポンプ・シリンジポンプの準備と管理

（1）輸液ポンプ

❶ **目的**

● 一定の速度で持続的に正確に体内に注射する。

❷ **適応**

①厳密な水分出納管理が必要な場合（特に注意が必要な場合：昇圧薬，降圧薬，麻薬，鎮静薬，向精神薬，インスリンなど）

②カリウム製剤を混注した点滴を輸液する場合（薬剤部で調剤する）

❸ **必要物品**

①処方箋

②注射液

③輸液ポンプ（流量制御型，滴数制御型）

④点滴スタンド

⑤輸液ポンプ専用輸液セット（クリップつき）

⑥アルコール綿など

⑦ディスポーザブル手袋

④ 手順

①ケアの受け手に声をかけ同意と協力を得る。

②ケアの受け手の状態から実施可能か判断する。

③必要物品を準備する。

④処方箋の記載内容を2人で確認し，薬剤を準備する。6Rを用いる。

- 氏名・時間・薬剤・量・目的・方法を処方箋と照合する。
- アレルギーの有無・薬剤禁忌の把握

⑤輸液ポンプを点滴スタンドに固定する。コードを接続し，電源を入れる。ポンプの設置位置，点滴ラインの長さ，電源コードの位置など，ケアの受け手の安全に配慮して設置する。

⑥輸液セットを点滴ボトルに差し込み，ラインの先端まで薬液を満たす。

⑦ポンプの扉を開け，輸液セットを装着する。

（1）ポンプ内部にチューブを装着し，たるみのないことを確認する（**写真 34**）。

（2）扉はしっかりと閉める。

⑧医師の指示を確認し，1時間あたりの流量（mL/時）・予定総量（mL）を設定する。設定時には，複数の看護師で確認する（**写真 35**）。

⑨三方活栓に輸液チューブを接続し，クレンメ・三方活栓を開放する。輸液ポンプの開始ボタンを押す。

⑩輸液開始後は，しばらくケアの受け手の元にとどまり，滴下状況やケアの受け手の様子を観察する。

⑪ケアの受け手に移動時の操作方法を指導する。

電源コードをはずし，移動して戻ったときには必ず電源を再接続するよう指導する。

⑫アラームが鳴ったら，看護師に伝えるよう説明する。

> アラームの対処法

- アラームの種類を確認し，停止ボタンを1回押す。
- アラームの原因を解決し，輸液を再開する。

⑬処方箋の内容を確認し実施者のサインをする。

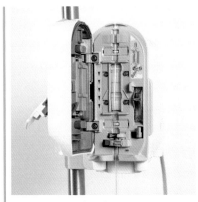

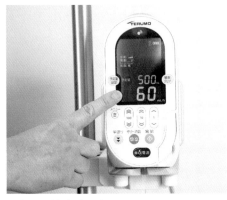

写真34 ● 輸液ポンプ内部

写真35 ● 輸液ポンプ

❺ 記載事項
- 薬剤の種類・速度・開始時間，ケアの受け手の反応

（2）シリンジポンプ

❶ 目的
①高濃度の微量な薬液を 0.1mL 単位で調節し，注入する。
②特に注意が必要な場合：昇圧薬，降圧薬，麻薬，鎮静薬，向精神薬，インスリンなど

❷ 適応
①ケアの受け手の状態に合わせ，流量をコントロールしたい場合
②ケアの受け手の状態に合わせ，一時的に一定量を急速に投与したい場合
- 持続で鎮静薬を投与しながら，ケアの受け手の状態に合わせ薬液を決められた量だけフラッシュ（急速投与）する場合

❸ 必要物品
①処方箋
②注射液
③シリンジポンプ
④点滴スタンド
⑤シリンジ
⑥延長チューブ
⑦アルコール綿など
⑧注射針
⑨ディスポーザブル手袋

❹ **手順**

①ケアの受け手に声をかけ同意と協力を得る。

②ケアの受け手の状態から実施可能か判断する。

③必要物品を準備する。

④処方箋の記載内容を2人で確認し，薬剤を準備する。6Rを用いる。
- 氏名・時間・薬剤・量・目的・方法を処方箋と照合する。
- アレルギーの有無・薬剤禁忌の把握

⑤電源コードを接続し，コンセントに差し込む（**図13**）。

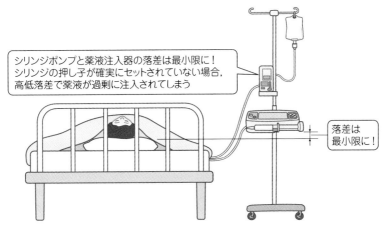

シリンジポンプと薬液注入器の落差は最小限に！
シリンジの押し子が確実にセットされていない場合，
高低落差で薬液が過剰に注入されてしまう

落差は
最小限に！

図13 ● シリンジポンプと患者の位置

（日本看護協会：シリンジポンプの取り扱いによる事故を防ぐ. 医療・看護安全管理情報427. 2003. より）

⑥シリンジポンプの電源を入れる。
- 表示・ブザー鳴動の確認をする。

⑦シリンジをセットする。
- (1) シリンジホルダーを上げる（**写真36**）。
- (2) シリンジを置く（**写真37**）。
- (3) シリンジホルダーを下ろす（**写真38**）。
  - シリンジの目盛を上にしてセットする。

⑧医師の指示に従い，流量設定ダイヤルを回転させ，輸液流量を設定する。小数点・桁数の間違いはないかを確認する。
- 設定後には複数の看護師で確認する（**写真39**）。

⑨早送りボタンを押し続け，延長チューブの先端まで薬液を満たし，気泡を除去する（**写真40**）。

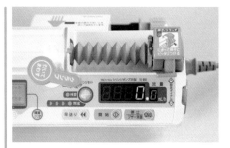

写真36 ● シリンジホルダーを上げる

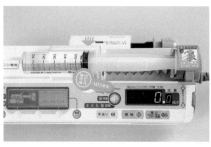

写真37 ● シリンジを置く

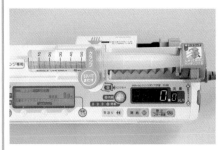

写真38 ● シリンジホルダーを下ろす

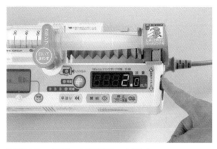

写真39 ● 複数の看護師で確認する

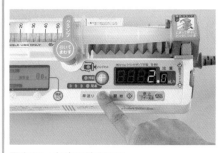

写真40 ● 気泡を除去する

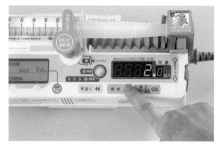

写真41 ● 輸液を開始する

⑩三方活栓にメインのルートの延長チューブを接続し，三方活栓を開く。

⑪スタートボタンを押し，輸液を開始する（**写真41**）。

⑫アラームの対処法

　● アラームの種類を確認し，停止ボタンを1回押す。

　● アラームの原因を解決し，開始ボタンを押して再開する。

⑬処方箋の内容を確認し，実施者のサインをする。

❺ 記載事項

　● 薬剤の種類・速度・開始時間，ケアの受け手の反応

11 | 輸血の準備と管理

❶ 目的

- 血液中の赤血球，血小板，凝固因子などの各成分が量的・機能的に低下したときに，その成分を補充することで臨床症状の改善を図る。

❷ 適応

- 血液中の成分の量的減少または機能低下によって，臨床的に生命の危険性が高いとき

❸ 必要物品

①輸血伝票（輸血依頼），輸血指示

②輸血用血液製剤

③交差適合試験適合票

④輸血点滴セット（血小板輸血または輸液用セットを用いる）

⑤静脈留置針（18〜20G）

⑥点滴用生理食塩水（100mL）

⑦駆血帯

⑧肘枕

⑨アルコール綿など

⑩滅菌フィルムドレッシング

⑪固定用テープ

⑫点滴スタンド

⑬処置用シーツ

⑭ディスポーザブル手袋

❹ 手順

①ケアの受け手に声をかけ同意と協力を得る。

②ケアの受け手の状態から実施可能か判断する。

③必要物品を準備する。

④20G 以上のサーフロー留置針にて穿刺し，100mL の生理食塩水にて静脈ルートの確保を行う。

⑤看護師と臨床検査技師で下記の 5 項目について確認を行い，製剤出庫を行う。

> 確認事項

(1) 患者 ID，氏名，生年月日

(2) 血液型

(3) 製剤の種類・製剤番号・単位数

(4) 有効期限

(5) 製剤外観

⑥看護師と医師で，輸血用血液製剤受け渡しの「確認事項」の読みあわせを行う。

　●医師との確認ができない場合には看護師2名で行う。

⑦専用の輸血セットを接続し，ルート内を満たす。

⑧ベッドサイドで製剤，輸血伝票を用いて「確認事項」の読みあわせを行う。

⑨輸血方法（輸血セットの使い方）

　（1）バッグを静かに左右または上下に振って内容物を混和する（**図14**①）。

　（2）輸血口は主に次の3種類になる。

　　●種類1：血液バッグの羽の部分をしっかり持ち，切り込み部分を左右に裂き，輸

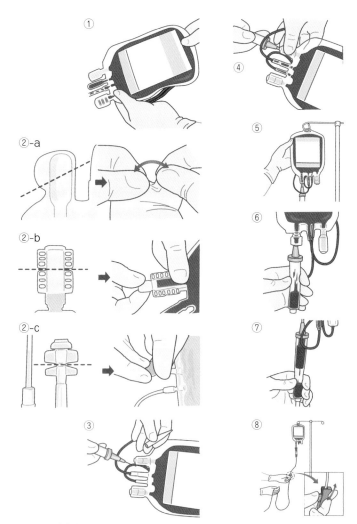

図14 ● 輸血方法（輸血セットの使い方）

血口を露出させる（**図14**②-a）。

- 種類2：血液バッグのキャップ部分を強くねじ切り，輸血口を露出させる（**図14**②-b）。
- 種類3：血液バッグのキャップ部分を強くねじ切り，輸血口を露出させる（一部の血漿製剤の場合）（**図14**②-c）。

(3) クレンメを完全に閉じた状態で，輸血セットのプラスチック針のプロテクターをはずす（**図14**③）。

(4) 血液バッグの輸血口にプラスチック針を少しひねりながら，まっすぐ前進させ，根元まで十分に差し込む（**図14**④）。

(5) 血液バッグを点滴スタンドに吊り下げる（輸血用血液製剤はエアー針がなくても輸血できる（**図14**⑤））。

(6) 輸血セットのクレンメを閉じた状態で，濾過筒（濾過網のある部分）を指でゆっくり押しつぶして離し，濾過筒内に血液を満たす（**図14**⑥）。

(7) 点滴筒（濾過網のない部分）を指でゆっくり押しつぶして離し，点滴の半分程度まで血液を貯める（**図14**⑦）。

(8) クレンメを徐々に緩めて静脈針等の先まで血液を導き，再びクレンメを確実に閉じる（**図14**⑧）。

(9) 静脈針等が確実に接続されていることを確認してから，プロテクターをまっすぐ引いてはずし，血管に穿刺して固定する。

(10) クレンメを徐々に緩め，点滴を観察しながら速度を調節し，輸血を行う。

- 血液セットは血液バッグを平らな場所において差し込む。点滴スタンドに吊り下げたまま差し込むと，血液があふれ出すことがある。

輸血速度

- 成人（通常）：最初の15分は1 mL/分，15分以降は5 mL/分

⑩指示された量の投与を開始する。

(1) 投与開始5分間は，ケアの受け手のそばを離れずにバイタルサインや副作用のチェックを行い，「輸血実施記録」に記録する（副作用発生時は記録する）。

(2) 輸血開始15分後，終了時にも観察し記録する。

⑪投与が終了したら，看護師は副作用の有無などの患者状態を担当医師に報告し，看護記録に輸血の実施を記録する。

⑫処方箋の内容を確認し実施者のサインをする。

❺ 記載事項

- ケアの受け手の状態・反応

12 | 抗菌薬・抗ウイルス薬などの用法と副作用の観察

❶ 目的
- 感染症に対する治療および予防

❷ 適応
①炎症反応が高い場合

②術後感染の発症の予防

❸ 必要物品
①処方箋

②注射液

③静脈留置針（サーフロー）または翼状針（18 ～ 24G，使用薬剤・血管の太さに合ったもの）

④輸液セット（成人用，小児用，ポンプ用など用途に合ったもの）
- 1mL ＝20 滴：成人
- 1mL ＝60 滴：小児

⑤延長チューブ

⑥三方活栓・静脈ライン用コネクタ（シュアプラグ）

⑦透明なドレッシング材

⑧固定用テープ

⑨アルコール綿など

⑩駆血帯

⑪ディスポーザブル手袋

⑫点滴スタンド

⑬輸液ポンプ（必要に応じて）

⑭針捨て容器

❹ 手順
①ケアの受け手に声をかけ同意と協力を得る。

②ケアの受け手の状態から実施可能か判断する。

③必要物品を準備する。

④処方箋の記載内容を 2 人で確認し，薬剤を準備する。6 R を用いる。
- 氏名・時間・薬剤・量・目的・方法を処方箋と照合する。
- アレルギーの有無・薬剤禁忌の把握

⑤入院時に聴取した禁忌薬剤などに関する問診票を再度確認する。

⑥抗菌薬の投与開始はゆっくりと行い，最初の 5 分間はそばを離れず，副作用の出現を注意深く観察する。

168

⑦投与中，投与終了時に再度確認する。

⑧副作用が出現した場合には，投与を中断し医師に報告する。その際，全身状態を観察する。

⑨処方箋の内容を確認し実施者のサインをする。

⑤ 記載事項

- ケアの受け手の状態・反応

13 インスリン療法

❶ 目的

- 糖尿病の改善を図る（**表2**）。

❷ 適応[1]

①インスリン依存状態

②糖尿病性昏睡

③重症の肝障害，腎障害を合併しているとき

④重症感染症，外傷，中等度以上の外科手術のとき

⑤糖尿病合併妊婦

❸ 必要物品（写真42）

①処方箋

②注射液（ペン型注射器，バイアルなど）

③アルコール綿など

④専用注射針・インスリン用注射器

⑤針捨て容器

⑥ディスポーザブル手袋

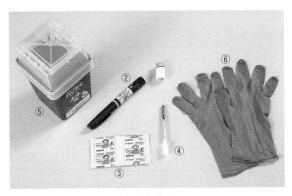

写真42 ● インスリン療法の必要物品

表2 ● インスリン製剤の種類

分類名	注射後の発現時間	作用持続時間
超速効型インスリン製剤	15分以内	3〜5時間
速効型インスリン製剤	30分	6〜8時間
中間型インスリン製剤	約1.5時間	約24時間
混合型インスリン製剤	約30分	20〜24時間
持続型インスリン製剤	約4時間	18〜28時間
持続型溶解インスリン製剤	1〜3時間	18〜24時間
二相性	10〜20分	24時間

※混合型インスリンは速効型と中間型インスリンを混合したもの
※透明：超速効型，速効型，持続型溶解
※白色懸濁：中間型，混合型，持続型，二相性

❹ 手順

①ケアの受け手に声をかけ同意と協力を得る。

②ケアの受け手の状態から実施可能か判断する。

③必要物品を準備する。

④処方箋の記載内容を看護師2人で確認し，薬剤を準備する。6Rを用いる。

● 氏名・時間・薬剤・量・目的・方法を処方箋と照合する。

● アレルギーの有無・薬剤禁忌の把握

⑤ディスポーザブル手袋を装着する。

⑥指示のインスリンと単位を処方箋で確認する（2人確認）。

⑦注射部位をアルコール綿で消毒する。

⑧針をセットする。またはバイアルからインスリンを準備する。

● 注射部位は毎回少しずつずらし，硬結した部位には注射しない（**図15**）。

> ペン型注射器の場合

（1）単位合わせのダイヤルを「2」に合わせ，針先を上にあげ気泡を上に集めて空打ちをする。

（2）指示量の単位に合わせる（2人確認）。

（3）注射部位をアルコール綿で消毒する（アルコールの禁忌を確認する）。

● 寝衣はまくり上げたままにする。腹部が一番インスリンの効き目が安定している。

（4）手で皮膚をつまみ，反対の手にインスリンのダイヤルが見えるように持ち，皮膚に注射針を刺す。

（5）注入ボタンを真上からダイヤル表示が「0」になるまで押し，押した状態で6〜10秒数える。

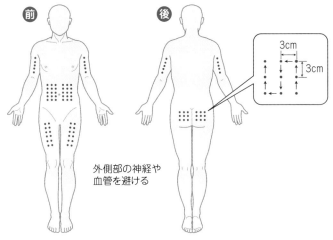

図15 ● インスリンの注射部位

(横山悦子：インスリン療法の管理．看護技術スタンダードマニュアル作成委員会（編），看護技術スタンダードマニュアル．p535，メヂカルフレンド社，2006．より)

(6) 注入ボタンを押したまま注射針を抜く。

(7) 注射部位をアルコール綿で消毒する。

(8) 寝衣，体位，環境を整える。

(9) 注射針はリキャップせずに，注射器とともに針捨て容器に廃棄する。

> **バイアル調剤の場合**

(1) 注射部位をつまみ，注射針が鈍角（45〜90°）になるよう皮下組織に針を刺す。

(2) 皮膚を緩め，針を刺入した角度でゆっくり抜く。

⑨インスリンの副作用を観察する。

⑩処方箋の内容を確認し実施者のサインをする。

❺ 記載事項

- ● ケアの受け手の状態・反応

14 │ 麻薬の取り扱いと観察

各施設の薬剤管理マニュアルなどを参照。

15 │ 薬剤などの管理

各施設の薬剤管理マニュアル，輸血管理マニュアルなど参照。

与薬の技術についてケアをしながら学んでみよう！

❶ 経口薬の与薬

▷ 自己管理が可能かどうかは医師・薬剤師と検討する（アセスメントシートなどを用いる）。

❷ 外用薬の与薬

▷ 感染性の病変（白癬など）の場合は，他の部位への感染を避けるため，周囲から感染部位の中心へ薬剤を塗布する。

❸ 直腸内与薬（坐薬）

▷ 挿入の際は，「はーと，口から息を吐いてください」など，口呼吸するよう促す。

▷ 薬剤を挿入した刺激で便意を催すことがあるが，しばらくするとおさまることをあらかじめ説明しておく。

❹ 静脈内注射

▷ 2種類以上の薬剤を混合注射する場合，混合による薬剤の変化がないか確認する。

▷ 出血傾向があるケアの受け手では，確実に止血されたことを確認する。

▷ 血管外漏出，血管外注入発見時は直ちに注入を中止し，疼痛，腫脹，皮下組織の壊死，感染，静脈炎に注意し，観察を行う。また，他血管を選択し，別ルートで行う。

❺ 点滴静脈内注射

▷ 輸液製剤のゴム栓部分は滅菌されていないため，開栓したあと，アルコール綿で消毒する。

▷ 刺入部の「熱感」「発赤」「疼痛」「腫脹」など，炎症の徴候がみられたら，すぐに血管内留置カテーテルを抜去する。

❻ 中心静脈内注射

▷ 超音波検査機器により視覚的に確認し，カテーテル挿入を行うこともある。

▷ ポビドンヨードの消毒効果を得るため，2分間乾燥させる。

▷ 止血できていないときは，滅菌ガーゼで圧迫固定を行う。

▷ 光により変性する薬剤が含まれる場合は，適切に遮光がなされているかを確認する。

▷ 脂質を含む経静脈的投与輸液製剤の場合は，変性予防のため注入開始から24時間以内に注入を完了する。

▷ 挿入部のドレッシング材のはがれや破損の有無を確認する。

▷ 挿入部の出血の有無，膿・発赤・腫脹の有無を確認する。

❼ 輸液ポンプ

▷ 輸液ポンプは3〜4kgの重量があり，点滴スタンドの上部に固定すると重心が高く，不安定となり，転倒の危険性が高い。適当な高さにしっかりと固定する。

▷ 移動中の振動により，固定が緩むことがあるので注意する。

▷ ポンプ内部のチューブがたるんでいると，気泡や閉塞の感知機能が正確に作動しない。

▷ 時間流量と予定総量の取り違えに注意する。取り違えると短時間に薬液が注入され，ケアの受け手に大きな影響を与える。

▷ 開始ボタンの押し忘れに注意する。

▷ アラームの種類には，閉塞，気泡，バッテリー残量不足，予定量完了などがあるため，アラームが鳴った際には原因を確認する。

⑧ シリンジポンプ

▷ シリンジポンプの固定位置と輸液注入部の落差は最小限にする。

▷ 一時的に一定量を急速に投与（フラッシュ）するときは，必ず先輩看護師と一緒に行う。

⑨ インスリン療法

▷ 低血糖は血糖値が50mg/dL以下になる状態だが，100mg/dL以下に下がり70mg/dLくらいでも症状が出ることがある。

▷ 低血糖時の症状には，発汗，振戦，動悸などの自律神経症状や，集中力低下，眩暈，意識混濁，昏睡などの中枢神経症状があるが，ケアの受け手により症状が異なる。

［文献］

1）日本糖尿病学会（編著）：糖尿病治療ガイド2002-2003．p34，文光堂，2002.

1 | 苦痛の緩和・安楽確保の技術

❶ 目的

- 基本的ニーズである安楽を充足する。

❷ 適応

- 基本的ニーズである安楽が十分に満たされていない状態

❸ 方法

①安楽な体位の保持

②罨法など身体安楽促進ケア

③リラクゼーション（呼吸法・自律訓練法）

❹ 手順

①生活環境を整える。

②意図的なタッチング

③軽い音楽

④マッサージ

⑤香り

❺ 記載事項

- ケアの受け手の状態・反応

ミニ実践（OJT）苦痛の緩和・安楽確保の技術についてケアをしながら学んでみよう！

- 関連して起こりうる有害事象

①生活環境を整える。

- ベッド周辺の整理整頓がされていない，暗くてよく見えない，ベッドが高すぎるなどで移動動作が的確にできず，ベッドから転倒・転落する危険性がある。

②香り

- 過敏症やアレルギー反応を起こすことがある。
- 不快な状態で香りをかぐと，悪心や嘔吐が生じることもある。

③意図的なタッチング

- 精神疾患がある場合は，かえって不信感や不安感を抱かせることもある。
- 異性間での接触は「性的な示唆」の伝達と誤解されることもある。

2 レベルⅡ 知識の例

①基本的看護技術の再確認

3 レベルⅢ 知識の例

①セルフケア能力の向上支援
- 病状理解と生活のコントロールの支援
- 重症化予防への支援

②療養生活の安定支援

③早期在宅復帰支援

④苦痛の緩和（安全・安楽・安寧の確保）

b 実践（OJT） ケアの提供について ケアをしながら学んでみよう！

1 レベルⅠ 実践（OJT）

①基本的な日常生活援助技術を，助言を得ながら根拠に基づき安全に実施する。

②ケアの受け手の意向に配慮して，基本的な日常生活援助技術を実施する。

③助言を得ながら，ケアの受け手のニーズに沿った症状・生体機能管理技術を実施する。

④記録や口頭確認から，ケアの受け手に提供されている日常生活援助技術の実施方法を把握する。

レベルⅠナースの学習ポイント

▶ 五感（視覚・聴覚・嗅覚・味覚・触覚）を使ってケアの受け手の観察を行い，ケアの受け手の状態に応じて，日常生活援助技術を実践する。その際，看護技術チェックリストなどの学習順序に応じて，レベルⅡ・Ⅲナースの指導を受ける。

▶ ケアの受け手の状態に応じて，症状・生体機能管理技術を実践する。その際，必ずレベルⅡ・Ⅲナースの指導を受けながら実施する。

▶ ケアの受け手の日常生活に関する基本的なニーズや，症状などに関する情報は，本人や家族から得るとともにチームリーダーやメンバーをはじめとした多職種で行われるカンファレンスや，各専門職が記載している記録などから情報収集を得る。

▶ ケアの受け手と信頼関係を構築できるように，看護師として誠実に対応する。

▶ 理学療法士（PT）・作業療法士（OT）・言語聴覚士（ST）によるリハビリテーションが行われている場合には，PT・OT・STとの情報交換を密に行い，ケアの受け手の日常生活動作に対する介入方法の統一性や継続性を保つようにする。

▶ 重点的な観察ポイントは，これまで各勤務帯で記入されている看護記録を参考にする。

▶ ケアの受け手が日常生活を送る際に，問題となる点について関心を寄せて情報収集を行う。

レベルⅡ・Ⅲナースの指導ポイント

▶ レベルⅠナースが，自分の5感（視覚・聴覚・嗅覚・味覚・触覚）を使って，ケアの受け手の観察が行えているか確認する。観察が不十分な場合には，ケアの受け手への影響を最小限にするために，レベルⅡ・Ⅲナースが代わりに観察を行い，ケアの受け手の状態に応じて，日常生活援助技術を実践する。

▶ レベルⅠナースがケアの受け手の状態に応じて症状・生体機能管理技術を実践する場合には，看護技術習得の状況に応じて，ケアの受け手への影響を最小限にするために，適切なタイミングで介入する。

▶ レベルⅡ・Ⅲナースは，レベルⅠナースが適切に情報収集を行えているか確認する。また，チームリーダーやメンバーをはじめとした多職種で行われるカンファレンスや，各専門職が記載している記録などから情報が得られていない場合には，適宜声かけを行い，情報収集の機会がもてるようにかかわる。

▶ ケアの受け手にコミュニケーション機能の低下がある場合には，ケアを行う際には必ず同席し，重要な情報を適切に把握できるようにする。

▶ レベルⅠナースのコミュニケーションのとり方がケアの受け手にふさわしくないために，不安や不満，不信感などを増強させてしまう恐れがある場合には，適切なタイミングで介入する。

▶ レベルⅠナースのコミュニケーションのとり方に課題がある場合には，レベルⅠナースが，自分自身を振り返る機会を設ける。

2 レベルⅡ 実践（OJT）

①ケアの提供方法を確認し，ケアを安全に実施するための留意点を考慮して，情報を入手する。

②ケアの受け手の状況に応じて，ケアの選択や実施について事例を用いて説明する。

③自立して正確に基本的な看護技術を実施する。

④ケアの受け手の苦痛や安楽・安寧を確認しながら，基本的な看護技術を実施する。

3 レベルⅢ 実践（OJT）

①ケアの受け手の顕在的・潜在的ニーズのケアへの反映について，事例を用いてセルフケア能力の向上支援を説明する。

②個別性をふまえた看護について，事例を用いて以下の点から説明する。

● 療養生活の安定支援，あるいは早期在宅復帰支援の点から，個別性を踏まえた看護の計画・実施・評価

● 苦痛の緩和の点から，個別性を踏まえた看護の計画・実施・評価

C 安全

a 知識の例 安全にかかわる援助技術

1 レベルⅠ 知識の例

①医療安全体制の理解

②インシデント・アクシデントレポートの作成意義と報告手順

③新人看護職員研修ガイドラインにおける【安全確保の技術】

- 誤薬防止の手順に沿った与薬
- 患者誤認防止策の実施
- 転倒転落防止策の実施

④ハラスメント

1 医療安全体制の理解

①所属している自施設（病院・老健・在宅ケアなど）の医療安全体制の組織図を理解する。

②自らが所属している部署（病棟・部署など）の医療安全体制の組織図を理解する。

③自部署の中での自らの役割を理解し，行動することができる。

④ケアの受け手・医療従事者など医療にかかわるすべての人のために医療安全があることを理解する。

2 インシデント・アクシデントレポートの作成意義と報告手順

（1）インシデント（ヒヤリハット）とは

インシデント（ヒヤリハット）とは，事故となる可能性があったが，偶然もしくは適切な処置により事故には至らなかった状況，事象をいう。

（2）アクシデントとは

医療事故（アクシデント）とは，医療を提供する場で，医療の全過程において発生するすべての事故をいい，医療従事者の過誤，過失の有無を問わない。医療行為とは直接関係しない事故も含まれる。

例として，転倒・転落による負傷，失踪，自殺企図，院内の暴行事件，施設の被害（火災など）があげられる。これらは，患者，家族，職員などに障害の及ぶ危険性があり，病院組織として管理することが求められている。

（3）インシデント・アクシデントレポート作成の意義

事故の予防や減少のためには，インシデント・アクシデントを正確に報告することが重要である。インシデント・アクシデントレポートを作成し，情報の整理，分析を進め，業務上の問題点を明らかにすることによって，業務の改善に反映させることが目的である。

（4）インシデント・アクシデントの報告手順

インシデント・アクシデント影響度分類，また報告手順については，各施設の医療安全対策マニュアルなどを参照する。

3 新人看護職員研修ガイドラインにおける【安全確保の技術】

1 誤薬防止の手順に沿った与薬

❶ 誤薬の防止

6つの Right（6R）を確認する。

①正しいケアの受け手（Right Patient）

②正しい薬（Right Drug）

③正しい目的（Right Purpose）

④正しい用量（Right Dose）

⑤正しい用法（経路）（Right Route）

⑥正しい時間（投与時間）（Right Time）

❷ 確認のタイミング

1回目：薬剤を手にするとき

2回目：薬剤を容器から取り出し混合するとき

3回目：ケアの受け手に薬剤を投与する前

2 ケアの受け手誤認防止策の実施

①リストバンドなどを使用し，誤認防止に努める（各施設の安全対策マニュアルなどを参照する）。

②ケアの受け手自身にも医療安全に協力してもらう（氏名・生年月日を名乗ってもらう，など）。

3 | 転倒転落防止策の実施

①療養環境を整備する

②器材を導入する（離床センサー・徘徊センサーなど）

③転倒・転落アセスメントシート（**図1**）を活用する

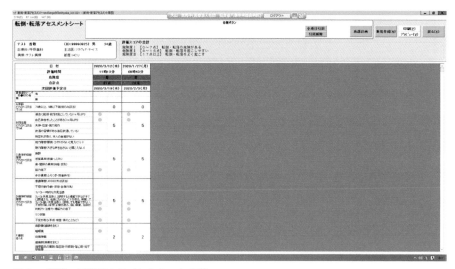

図1 ● 転倒・転落アセスメントシートの例

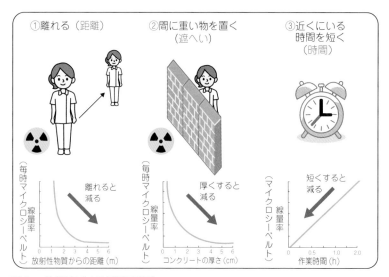

図2 ● 外部被ばくの低減三原則

（環境省：外部被ばくの低減3原則．http://www.env.go.jp/chemi/rhm/h29kisoshiryo/h29kiso-04-03-01. html（2021年10月閲覧））

4 | 薬剤・放射線曝露防止策の実施

❶ 薬剤曝露防止などの実施

各施設の薬剤管理マニュアルなどを参照する。

❷ 放射線曝露防止対策の実施

● 放射線被ばく対策三原則（時間・遮蔽・距離）（前頁の**図2**）を守る

5 | 身体抑制（行動制限）に関する手順に沿った対応

各施設の身体拘束マニュアルなどを参照する。

6 | 盗難防止対策の実施

各施設の盗難防止対策に準ずる基準・手順参照する。

4 ハラスメント

1 | 職場で問題になりやすいハラスメントの種類

表1に示す。

表1 ● ハラスメントの種類

種類	定義	事例
パワーハラスメント	・職場の上下関係を用いて，嫌がらせを行うこと	・長時間叱責を続ける ・業務に必要な情報を与えない
モラルハラスメント	・精神的な嫌がらせ・暴力 ・上下関係は存在せず，「いじめ」に近い	・職場ぐるみで，特定の人を無視する ・挨拶に返事をしない
ジェンダーハラスメント	・性別に基づいて，採用・昇進・職務で不平等な対応を行うこと	・女性にお茶くみをさせる ・男性にだけ重い荷物を持たせる
セクシャルハラスメント	・性的な嫌がらせや不愉快を与える発言を行うこと	・恋人の有無を聞く
マタニティハラスメント	・妊娠出産で不利な就業環境を強いられたり，制度を利用しないよう迫ること	・育児休暇を利用させない・短縮させる ・妊娠による退職を迫る

（厚生労働省：パワーハラスメント対策導入マニュアル，2015. より）

2 | ハラスメントにあったらどうする？

①同僚や上司に相談する。

②職場の相談担当者に相談する。

　相談者が不利益にならないよう，プライバシーの保護に配慮されている。

③ハラスメントに関する相談を受けたら

　（1）プライバシーは厳守する。

　（2）相談者の了解を得て，所属長に報告し，対応について相談する。

2 レベルⅡ　知識の例

①事故発生時の看護記録

②職業曝露防止対策

③危険予知訓練の実施

④暴言・暴力・クレーム等への対応

1 | 事故発生直後の対応と報告

（1）事故発生時の看護記録

①正確な情報を収集し，事実を確認する。

②医療事故にかかわった各医療スタッフから，可能な限り時系列で情報を収集し，それらを統合して，正確な事実をまとめる。

　▶時計・医療機器などは定期的に時刻を合わせるように努める。

（2）医療事故発生時の記録

❶ 初期対応時の記録

①事故が発生したときに行われていた治療・処置・ケアについて以下の項目を記録する。

　●いつ・どこで・誰が・何を・どのように実施したか，ケアの受け手の反応・状態，家族への説明内容，指示者ならびに実施者の氏名など事実に基づいて記録する。

②記録する際には，客観的に，経時的に記載する。

❷ 初期対応終了後の記録

①初期対応にかかわったスタッフ（職種）全員で記載されている内容について再度確認する。

②初期対応が終了したあとも，ケアの受け手の状態が安定するまでは経時的な記録を続ける。

2 | 職業曝露防止対策

各施設の安全管理マニュアルなど，感染対策マニュアル参照。

[例] 針刺し，抗がん剤被曝，各種感染症（結核，新型コロナウイルスなど）

3 | 危険予知訓練の実施

(1) チームで行う医療安全のための取り組み

❶ KYT：危険＋予知＋トレーニングであり，危険への感受性を磨く気づきの訓練である

❷ KYT の効果

①危険への感受性を高める。

②危険に対する集中力を高める。

③問題解決能力を高める。

④実践への意欲を高める。

⑤安全先取りの職場風土づくりをする。

4 | 暴言・暴力・クレームなどへの対応

院内緊急コールなど各施設の安全管理対策マニュアルを参照。

❶ 身体的・言葉の暴力に対する対応

①加害者から一定の距離をとる（避難する）。

②応援を呼ぶ。

③1人で対応しない。

④落ち着いて話せる環境（個室など）に誘導する。

⑤上司に状況を報告する。

⑥警察 OB に協力を依頼する。

⑦状況に応じ，院内緊急放送を発令する。

⑧暴力の実態（客観的事実）を残す。

- 自分のメモ
- 被害がわかる録音
- ケアの受け手の場合は，看護記録に記載する。

①事故要因分析の手法

1 ┃事故要因分析の意義

❶事故分析・検討

発生した事象のみに注目するのではなく，根本的要因や背景要因など多方面から分析し，発生機序を明らかにする。根本原因を分析するためには，事実を客観的にとらえることが重要である。

❷分析の目的

事故予防または事故の再発を防止することが目的である。それぞれの事故事例から過ちを正しく認識し，そこから学ぶという観点で，病院・施設の状況に即した予防や再発防止を考え，組織的に取り組んでいくことが重要である。

2 ┃分析手法

❶SHELLモデル

SHELL モデルは，事故発生後に原因を分析する手法であり，医療事故の分析によく使われる。事故の状況を Software（手順・指示），Hardware（機器・設備），Environment（環境・雰囲気），Liveware（人間：他の関係者），Liveware（人間：当事者）の要素に分類し，当事者（L）の周囲にあるさまざまな要因（S.H.E.L）により事故を分析する手法である[1]。

❷RCA(root cause analysis)

RCA とは，事象の原因（潜在的要因）を追究する手法。発生した事故の主たる原因を漏れなく導き出す道具である。個人の行動ではなく，組織（システム）や過程に焦点を当て，原因となる要因がわかるまで，「なぜ・なぜ」を繰り返す。分析の結果からシステムやプロセスを見直すことで，リスクの減少を目指す。

b 実践(OJT) 安全についてケアをしながら考えてみよう！

1 レベルI 実践(OJT)

①医療安全の基礎および院内の医療安全体制を理解することができる。

②よくある事故事例から，予防のために自身の看護実践において具体的に気をつける方法を理解する。

③暴言・暴力・ハラスメントに気づき報告する。

レベルIナースの学習ポイント

▶ 自分自身が所属している部署における医療安全体制がどのように構築されているのかを，レベルII・IIIナースとともに医療安全管理マニュアル（仮称）を参照しながら説明を受ける。

▶ インシデントあるいはアクシデントが発生した場合には，所属する施設で決められた報告ルートに従って直ちに所属長へ報告する。

▶ インシデントレポート・アクシデントレポートの作成意義を理解したうえで，自らが経験した事例や発見した事例を，レポートを用いて報告する。その際，レベルII・IIIナースとともにレポートを作成する。

▶ ケアの受け手の状態に変化が生じている場合には，レベルII・IIIナースの指示を受けながら，ケアの受け手の状態を観察し経時的に記録する。

▶ 暴言・暴力などが発生している場合には，レベルII・IIIナースに直ちに報告する。

▶ 自分自身がハラスメントの被害にあっている場合や，チームメンバーがハラスメントの被害にあっている場合も同様に，上司や先輩（適切な窓口などを含む）に報告・相談をする。

▶ 何かに気づいたとき，わからないことがあったとき，自信がないとき，間違いを起こしたとき，まずは報告・連絡・相談をする。

レベルII・IIIナースの指導ポイント

▶ レベルIナースがかかわっているインシデント・アクシデントが発生した場合には，指導者であるレベルII・IIIナースも同じ立場に立って対応するよう努める。レベルIナースを責めるような言動は慎み，指導者としてレベルIナースに指導的にかかわる。

2 レベルⅡ 実践（OJT）

①事故事例から，以下の点を理解する。
- ガイドラインやマニュアルの視点から，自身の日々の実践で安全を確保する方法。
- 安全な看護を実践するための優先順位
- 事故発生時の看護記録（経過記録）

②暴言・暴力・ハラスメントから自分の身を守る方法を理解する。

3 レベルⅢ 実践（OJT）

①日常の看護提供場面における事故発生のリスクに気づき，解決策を提案する。
②暴言・暴力・ハラスメントに対して，対応・防止する。
③事故事例を用いて，事故発生の要因を分析し，解決策を立案する。

［文献］
1）嶋森好子，任和子（編）：医療安全とリスクマネジメント，ヌーヴェルヒロカワ，2008.

コラム　患者は自分の師

　以前出席した看護学校の卒業式で，校長先生から卒業生に送られた言葉です。「患者さんを，自分の師だと考えなさい」と校長先生はおっしゃいました。患者の命を守る大切な役割を果たす看護師は，決してこのことを忘れてはいけないのです。天狗にならず謙虚な姿勢で患者さんと接することの大切さを説かれておりました。

　筆者は，看護師の資格を取得して約30年の月日が流れました。今やっと，この言葉の意味が分かったような気がします。臨床の場で日々繰り広げられる看護の場面すべてが，看護師として技を磨き，自分自身を高めるための学習の場である，ということなのだと思います。何年経っても看護師である以上，決して忘れてはならない言葉なのだと，今更ながらかみしめています。

1 レベルI 知識の例

①災害医療について
②災害時の初期行動

1 災害医療について

（1）災害医療の定義

　災害医療とは，需要が供給を上回る状態で行う医療のことである。時間・人材・資機材が限られた状況下において内因・外因を問わず様々な傷病に対して緊急対応が求められる（日本救急医学会）[1]。

2 災害時の初期行動

　定期的な防災訓練に参加し，災害発生時（地震・火災・水害・停電など）には決められた初期行動を円滑に実施する。

（1）CSCATTT

　CSCATTT とは，災害発生時にとるべき行動の7つの原則をいう。

　①C：Command and Control/ 指示命令・連絡調整・連携

　②S：Safety/ 安全確保

　③C：Communication/ 情報伝達・共有

　④A：Assessment/ 評価

　3 Ts：⑤Triage/ トリアージ，⑥Treatment/ 治療，⑦Transport/ 搬送

　Triage とは，多数の傷病者が発生した災害現場において誰を優先的に治療・搬送すべきなのか選別することをいう。

　Treatment は，「外傷初期診療ガイドライン JATEC」をベースに，特にプライマリーサーベイ，および生理学的安定に重点をおいている。Transport の手段として救急車は不足し

がちなため，マイクロバス，民間の自動車，あるいはヘリコプターによる空路，船舶による海路など臨機応変に対応する必要がある。

（2）START法

●一次トリアージ：［実施場所］被災現場・病院入口

　救助者が傷病者の状態を最初に迅速に評価するために，生理学的な評価に基づいて行われるもの。軽症者と重症者を大きくふるい分ける。

　生理学的な評価では，意識・気道・呼吸・循環＋歩行をみる。緊急か非緊急かを識別し，短時間でトリアージを行うことにより早期の治療開始を目的としている。

●トリアージ区分（写真1）

- ●赤（Ⅰ）緊急治療群：生命の危機的状況，直ちに処置が必要
- ●黄（Ⅱ）準緊急治療群：処置までに2～3時間の猶予
- ●緑（Ⅲ）非緊急治療群：軽度損傷，通院加療が可能
- ●黒（0）死亡もしくは救命困難群：生命徴候なし

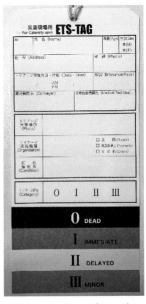

写真1 ● トリアージタッグ

（3）PAT法

●二次トリアージ：［実施場所］救護所・搬送中・院内治療ゾーン

　一次トリアージ後，生理学的および解剖学的評価に基づいて，詳しく重症度と緊急度を評価する。より洗練されたトリアージを行う。

2　レベルⅡ　知識の例

　①災害看護の概要
　②災害時の看護師の役割

③災害サイクルに応じた看護
④今年度の災害防災訓練実施の概要

③ レベルⅢ 知識の例

①自部署の災害訓練の組み立て方
②自部署の災害訓練の実際
③自部署の災害発生時の手直し，院内の災害マニュアルに沿って，発災時の自部署の
　役割を明確にする。

b 実践（OJT） 災害・防災管理について ケアをしながら考えてみよう！

1 レベルⅠ 実践（OJT）

①災害発生時の連絡体制について理解し，初期行動を理解する。

レベルⅠナースの学習ポイント

▶ 自分自身の安全確保

- 災害が起きたら，まずは自分の安全を確保する。
- スタッフは集合し，お互いの安全確認を行う。

▶ ケアの受け手の安全確認，状態確認，被災状況の確認

- リーダーは誰かを明確にし，リーダーの指示に従う。
- スタッフは担当ケアの受け手の安全確認・確保を行う。
- 被災状況を確認する。
- リーダーに適時報告を行う。
- 行動はできれば 2 名 1 組が望ましい。
- 避難経路を把握しケアの受け手に説明する。

▶ 火災への対応（消火器の使い方を含む）

- 火災の通知
  - ・「火事だ！」と叫ぶ。
  - ・「火災報知器」で火災発生を知らせる。
  - ・「119番（消防）」へ通報する。
- 初期消火：施設内の火災設備の定位置と使用方法の把握
  - ・建物内の「消火用散水栓」や「消火器」を使って初期消火を開始する。
  - ・火元に対して背中側に通路が来るように立ち回り，初期消火に失敗した場合の脱出ルートを確保しながら消火活動を行う。
- 煙の拡散防止
  - ・非常用シャッターなどを下ろして煙の拡散を遅らせる。
  - ・排煙窓などが設置されている場合は，排煙操作ボタンや排煙ハンドルを操作して窓を開放する。
- 避難
  - ・炎が背丈を超えて天井に達した場合，自力消火は難しい。→生命の確保を第一として，避難を開始する。
  - ・火災の部屋のケアの受け手を室内から救出し，救出後，部屋の扉を閉鎖する。

- ・避難の際，直接煙を吸い込まないよう，姿勢を低くし，タオルなどで口を覆う。
- ・水平避難：同一階の避難スペースに避難する方法
- ・籠城避難：損傷や遅延の恐れのない病室内で待機すること。

▶ **水害への対応**

- 水害は，事前に準備ができる場合が多い。
- 自施設は津波や洪水の浸水想定地域にあるのか把握しておく。
- ハザードマップを活用する。
- 地震・津波・水害の場合，状況を確認してから避難の判断をする。特に津波や水害のリスクがある場合には，高くて安全な場所へ避難する。

レベルⅡ・Ⅲナースの指導ポイント

▶ レベルⅡ・Ⅲナースは，自分自身の安全を確保すると同時に，同行しているレベルⅠナースの安全を確保する。

▶ ケアの受け手のトリアージや避難を開始するなど，判断が求められる場面では，レベルⅠナースがひとりで判断することがないよう常に支援する姿勢を忘れない。

▶ レベルⅡ・Ⅲナースは，レベルⅠナースと行動をともにしながら，ケアの受け手の安全確認や被災状況の確認を行い，リーダーに適時報告する。

▶ 防災訓練に積極的に参加するように促す。

2 レベルⅡ 実践（OJT）

①災害発生時を想定した初期行動を実施する。

3 レベルⅢ 実践（OJT）

①自部署の防災訓練の企画運営について理解できる。

［文献］
1）日本救急医学会：災害医療.〈https://qqka-senmoni.com/detail/10skill-list/disaster-medicine〉（2022年1月25日閲覧）

a　知識の例　感染にかかわる援助技術

1　レベルⅠ　知識の例　新人看護職員研修ガイドラインにおける【感染防止の技術】

①スタンダードプリコーション
- 手指衛生
- 個人防護具の選択と着用
- 血液体液曝露予防策と曝露時の対応
- 廃棄物の適切な廃棄
- 滅菌物の適切な取扱
- 環境整備

②感染経路別予防策
- 接触予防策
- 飛沫予防策
- 空気予防策

③自身の感染予防行動（健康管理）

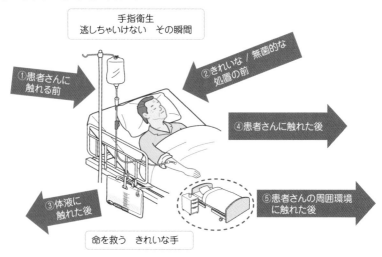

手指衛生
逃しちゃいけない　その瞬間

①患者さんに触れる前

②きれいな / 無菌的な処置の前

④患者さんに触れた後

③体液に触れた後

⑤患者さんの周囲環境に触れた後

命を救う　きれいな手

図1 ● 5つのタイミングで手指衛生を！

（WHO Guidelines on Hand Hygiene in Health Care, 2009. より）

1 スタンダードプリコーション

スタンダードプリコーションとは，感染症の有無にかかわらず，あるいは，いかなる病態でも適用され，すべてのケアの受け手に対して標準的に実施される疾患非特異的な感染対策である。

すべての①血液，②体液（汗を除く），③粘膜，④損傷した皮膚を，感染の可能性がある対象として対応することで，ケアの受け手と医療従事者双方における院内感染を減少させる。

1 標準予防策（スタンダードプリコーション）の概要[1]

①手指衛生（図1）

②個人防護具（PPE）の使用

③呼吸器衛生・咳エチケット

④ケアの受け手ケアに使用した器材・器具・機器の取り扱い

⑤周辺環境整備およびリネンの取り扱い

⑥ケアの受け手の配置

⑦安全な注射手技

⑧腰椎穿刺時の感染予防策

⑨血液媒介病原体への曝露防止

2 手洗いミスの起こりやすい部位

手洗いのミスの起こりやすい部位を図2に示す。

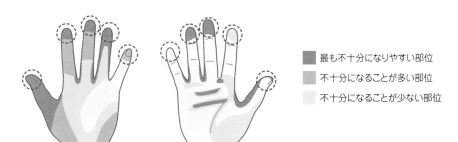

最も不十分になりやすい部位

不十分になることが多い部位

不十分になることが少ない部位

図2 ● 手洗いミスの起こりやすい部位
（Taylor L：Nursing Times 74：54, 1978. より）

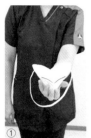 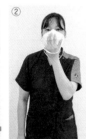 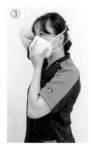 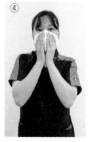 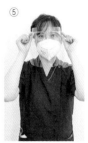

写真1 ● 目の防護・呼吸器の防護

①ノーズワイヤーを上にして，ゴムバンドが下に垂れ下がるように持つ。
②鼻と顎を包むようにかぶせる。
③上のゴムバンドを頭頂部に，下のゴムバンドを首の後ろにかける。
④両手でマスクを覆い，息を吸ったり吐いたりして空気の漏れがないことを確認する。
⑤フェイスシールドを装着する。

3 | 必要な個人防護具（PPE）の選択

院内感染対策マニュアルなどを参照。

（1）マスクの種類

医療機関で一般に使用されるマスクには，①サージカルマスクと，②N95マスクの2種類がある。

❶ サージカルマスク

- 着用者の呼気中に含まれる微生物による汚染から，ケアの受け手を防御する。
- ケアの受け手の体液（呼気中からの飛沫など）や血液飛散から，着用者を防御する。

❷ N95マスク

- 空中に漂う空気感染病原体（結核菌，水痘／麻疹ウイルスなど）を濾過し，着用者の感染を防ぐ。

（2）目の防護・呼吸器の防護

写真1を参照。

（3）個人防護具の着脱

図3を参照。

4 | 無菌操作の実施

❶ 目的

侵襲的処置や創部の包帯交換，易感染状態のケアの受け手への処置など，感染を防ぐために行う。

着用

気道分泌物の吸引，気管挿管，NPPV 装着，気管支鏡検査，心肺蘇生を行う可能性がある場合は N95 マスクを使用する。

完成形

ポイント①
N95 装着後はユーザーシールチェック

a. 両手でマスクを覆う
b. 息を強く吐き出す
c. マスクと顔の隙間から空気が漏れないことを確認する

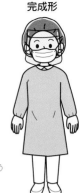

ポイント②
N95→シールドマスク→キャップの順

ポイント③
手袋でガウンの袖を覆う

脱衣

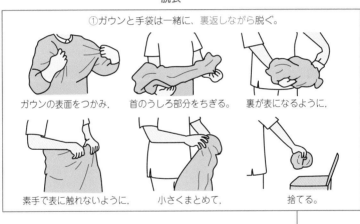

①ガウンと手袋は一緒に、裏返しながら脱ぐ。

ガウンの表面をつかみ，　首のうしろ部分をちぎる。　裏が表になるように，

素手で表に触れないように，　小さくまとめて，　捨てる。

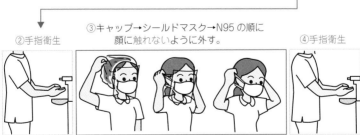

②手指衛生

③キャップ→シールドマスク→N95 の順に顔に触れないように外す。

④手指衛生

②と④の手指衛生忘れずに！　顔に触れない！　丁寧に手順通り脱ぐ！

図3 ● 個人防護具の種類と着脱手順例

N95マスクの着用を要する場面：気管挿管，NPPV，気管切開，心肺蘇生，用手換気，気管支鏡検査など一時的に大量のエアロゾルが生じる処置の実施時。

（一般社団法人 日本環境感染学会：医療機関における新型コロナウイルス感染症への対応ガイド．第3版．p.11，2020．より）

II 部

ケアする力

E 感染

197

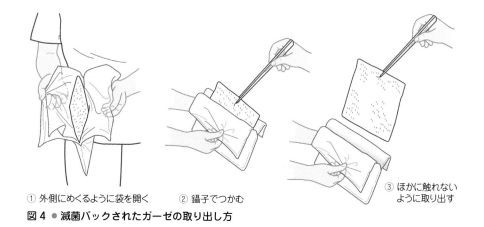

① 外側にめくるように袋を開く　② 鑷子でつかむ　③ ほかに触れない
ように取り出す

図4 ● 滅菌パックされたガーゼの取り出し方

表1 ● バイオハザードマーク

バイオハザード マークの色	内容物	梱包方法・容器の材質など
赤	・血液など液状，泥状のもの	・廃液などが漏洩しない密閉容器
黄	・注射針，メスなど鋭利なもの	・廃液などが漏洩しない密閉容器
橙	・血液が付着したガーゼなど固形状 のもの	・プラスチック袋を二重にして使用 ・ダンボール容器の場合もある

❷ **適応**

手術をはじめ，中心静脈カテーテル挿入，骨髄穿刺，腰椎穿刺など。

❸ **必要物品**

①滅菌鑷子パック

②滅菌ガーゼパック（**図4**）

③消毒液含有綿球

④滅菌手袋

5 ｜ 医療廃棄物の取り扱い

①バイオハザードマーク（**表1**）のある容器を使用する。

②バイオハザードマークが必ず誰からも見えるように設置する。

③感染性廃棄物は，ケアの受け手・家族などスタッフ以外が触れる場所に設置しない。

④蓋は常にしておく。

⑤廃棄物が8分目までたまったら，廃棄容器を交換する。

⑥廃棄物の飛散による汚染防止のため，新しい容器は別の場所に保管する。

⑦周囲2mには何も置かない。

⑧未使用の針やシリンジ，薬液の混注に使用した針やシリンジも感染性廃棄物として取り扱う。

6 | 針刺し，粘膜曝露などによる職業感染予防対策と事故後の対策

各施設の安全対策マニュアル，感染対策マニュアルなどを参照。

❶ 針刺し事故防止

①どんなときでもリキャップはしないように針捨て容器を準備する。

②翼状針や留置針には針刺しを予防するための機能がついている物品がある。あらかじめ使用方法を確認して練習をしておく。

❷ 針刺し・切創事故の対応，針刺し・切創事故が起きてしまったら

①ケアの受け手の感染症の状況を確認する（HBV・HCV・HIV感染のあるケアの受け手なのかどうか？）。

②自分の検査を行うかどうか確認する。

7 | 洗浄・消毒・滅菌

❶ 洗浄

　対象物からあらゆる異物（血液・体液・有機物など）を除去すること。対象物から異物を洗浄除去しないと，消毒や滅菌の効果が減弱する。

❷ 消毒

病原微生物の感染性をなくすか，菌を減少させること。

● 物理的消毒法（熱水消毒）

● 化学的消毒法（消毒薬など）

❸ 滅菌

すべての微生物を死滅させるか，完全に除去することである。

● 物理的滅菌法（加熱法・照射法・濾過法）

● 化学的滅菌法（ガス法など）

（1）医療関連感染

❶ 血管内留置カテーテル由来血流感染

カテーテルを血管内に留置することが契機となって発生する全身性の感染症を，血管内留置カテーテル由来血流感染（catheter-related blood stream infection：CR-BSI）という。

❷ 尿路カテーテル関連尿路感染

尿路カテーテルが挿入されているケアの受け手では，清潔操作により採取された検体から細菌が検出された場合を尿路カテーテル関連尿路感染（catheter-associated urinary tract infection：CA-UTI）という。

❸ 人工呼吸器関連感染（VAP）

気管挿管による人工呼吸器の装着から48時間以降に新たに発生する肺炎のことである。ただし，気管挿管，人工呼吸管理前には肺炎のないことが条件である。

❹ 手術部位感染（surgical site infection：SSI）

術後に，創部に限らず手術操作を行った臓器にまで感染が及んだ状態をいう。

（2）予防策

❶ 血管内留置カテーテル由来血流感染予防策

「血管内カテーテル由来感染予防のためのガイドライン 2011」参照。

❷ 尿道カテーテル関連尿路感染予防策

「カテーテル関連尿路感染予防のためのガイドライン 2009」参照。

❸ 人工呼吸器関連肺炎予防策

「医療ケア関連肺炎防止のための CDC ガイドライン 2003」参照。

❹ 手術部位感染予防策

「手術部位感染防止のための CDC ガイドライン 2017」参照。

2 レベルⅡ 知識の例

①一般的に感染ハイリスクとされるケアの受け手，部署，処置
②医療関連感染とその予防策
③感染対策上問題となる微生物
④経路別予防策が必要な疾患とその対策

1 一般的に感染ハイリスクとされるケアの受け手，部署，処置

❶高齢者，糖尿病，心不全，透析など基礎疾患がある，免疫抑制薬や抗がん薬などを用いている，妊婦などがハイリスクとされる。加えて，手術，デバイスの挿入など

外科的処置は新たな感染経路を作るため，リスクが高まる。

❷院内で注意すべき感染症

①接触感染する感染症：メチシリン耐性黄色ブドウ球菌（MRSA），ノロウイルス，多剤耐性緑膿菌（MDRP）など

②飛沫感染する感染症：インフルエンザウイルス，百日咳菌，風疹ウイルスなど

③空気感染する感染症：結核，水痘，麻疹など

2 医療関連感染とその予防策

(1)血管内留置カテーテル由来血流感染予防策（CR-BSI）

血管内カテーテルを留置されたケアの受け手の菌血症で，少なくとも一つの末梢静脈から血液培養が陰性で，感染徴候（発熱・悪寒・血液低下など）を伴い，カテーテル以外に血流感染の明らかな感染源のないもの。カテーテル培養と末梢血から同一の菌が検出されるもの。

(2)尿道カテーテル関連尿路感染（CA-UTI）予防策

尿路カテーテル使用の適応：カテーテルの挿入は，必要な場合に必要な期間のみ行う。

(3)人工呼吸器関連肺炎（VAP）予防策

❶原因

人工呼吸を開始してから48時間ないし72時間以内に起こる肺炎であり，その原因は，誤嚥と細菌吸入が多い。

❷予防のケア

- 口腔内の清潔保持：口腔ケアや口腔内に分泌物を貯留させないため，適宜吸引を行う。
- 胃内容物の逆流防止：胃拡張防止のため胃管の挿入，腸蠕動を促すケアを行う。
- カフの管理：口腔内の分泌物や胃液は，気管内チューブのカフを通過して気管内に流入するため，カフ圧は常に20〜25cmH$_2$Oに保つ。
- 声門下吸引・洗浄：声門下吸引可能な気管内チューブを使用し，カフ上部吸引ポートより吸引する。
- 呼吸回路の清潔
  - ▶呼吸器回路内の結露を取り，水滴が気管内に流入するのを防ぐ。
  - ▶呼吸器回路，加湿・加温器などに触れたり，気管内吸引の施行前には必ず手洗いを行う。
  - ▶回路や加湿器を定期的に交換する。

(4)手術部位感染予防策

手術操作を行った創部に限らず臓器にまで感染が及び発生するもの，表層部位あるいは深部部位の切開部位感染，臓器・体腔の感染に分類される。SSIの大部分は，手術中に患者の保有する微生物が手術部位から侵入することにより発生する。

3 | 感染経路別予防策が必要な疾患とその対策

　スタンダードプリコーションを実施するだけでは伝搬を予防することが困難な場合には，感染経路別予防策を実施する。感染経路別予防策には，空気感染予防策・飛沫感染予防策・接触感染予防策の3つがあげられる（**表2・3**）。

表2 ● 感染経路別予防策での主要な感染経路および性質

主要な感染経路	性　質
空気感染	飛沫核（直径5 μm 未満）を介して伝搬し，飛沫核は空中に長く浮遊し，病室から他の病室へ拡散する。
飛沫感染	患者の咳嗽，くしゃみなどで口から撒き散らかされる粒子（直径5 μm 以上）であり，水分を含んでいるため，1 m 程度しか飛ばない。
接触感染	①直接接触：患者を介護した後に手から腕，白衣を介して次の患者に伝搬する。 ②間接接触：汚染した物品を介して伝搬する。

表3 ● 感染経路別予防策が必要な疾患

		麻疹	水痘	風疹	流行性耳下腺炎
感染経路		空気・飛沫	空気・接触	飛沫	飛沫
潜伏期間		5〜21日	10〜21日	12〜25日	12〜25日
感染期間		発疹前5日〜後4日	発疹前2日〜後5日	発疹前7日〜後7日	耳下腺炎前7日〜後9日
緊急ワクチン接種の適応		曝露後72時間以内	曝露後72時間以内	適応なし	適応なし
グロブリン製剤の適応		高リスク患者対象に曝露後6日以内	高リスク患者対象に曝露後96時間以内	適応なし	適応なし
就業制限	**接触者**	最初の曝露後5日〜最後の曝露後21日	最初の曝露後10日〜最後の曝露後21日	最初の曝露後7日〜最後の曝露後21日	最初の曝露後12日〜最後の曝露後25日
	発症者	発疹出現後7日間	水疱が乾燥・痂皮化するまで	発疹出現後5日間	耳下腺炎後9日間

表3 ● （つづき）

		インフルエンザ	ノロウイルス	流行性角結膜炎 （EKC）
感染経路		飛沫	接触・飛沫・空気	接触
潜伏期間		1〜3日	12〜48時間	8〜14日
感染期間		発症1日前〜後5日	下痢消失後数週間	約2週間
曝露後 予防投与		施設基準	適応なし	適応なし
就業 制限	**接触者**	適応なし	適応なし	適応なし
	発症者	発症後5日経過，かつ解熱後2日経過	症状消失後2日間経過まで	発症後2週間

3 レベルⅢ 知識の例

①感染発生時の拡大予防策

②最新の感染対策や感染症にかかわる情報

感染についてケアをしながら 考えてみよう！

1 レベルⅠ 実践（OJT）

①感染予防策の基本を遵守する。

- 適切なタイミングで適切な方法による手指衛生を遵守する。
- 必要な個人防護具を選択し，適切に着脱，廃棄する。
- 血液・体液曝露を受けたときの初期対応行動を適切に実施する。
- マニュアルや基準に従い廃棄物を適切に廃棄する。
- 滅菌物の適切な保管と使用を行う。
- ケアの受け手の環境整備を行う。

②感染が疑われるケアの受け手に対し，経路別予防策を行う。

③日常の健康管理と有症状時の対応をとる。

レベルⅠナースの学習ポイント

（1）無菌操作の実施

- ▶ 無菌操作の前には必ず手洗いを行い，作業に集中する。もし，その場を離れた場合は，必ず手を洗ってから再開する。
- ▶ 滅菌物を開封したあとや，無菌操作中は，その周囲での会話は避け，必要時はマスクを着用する。
- ▶ 清潔野上での物品の移動は避ける。
- ▶ 容器など，開閉の必要があるものは，開放時間の短縮に努める。
- ▶ 滅菌物は，少しでも開封したもの，開封したかどうか疑わしいものは，すべて汚染されたとみなし，滅菌物としては扱わない。
- ▶ 滅菌物の開封した縁は不潔なものとして扱うため，触れない。
- ▶ 一度取り出したものは，たとえ未使用の場合でも清潔野には戻さない。

（2）洗浄・消毒・滅菌

滅菌物の保管と使用時の確認の注意点を**表4**に示す。

（3）自身の感染予防行動（健康管理），流行性ウイルス感染症の理解

▶ **予防の必要性**

- それぞれの疾患特有の症状が発現する前から感染源となり，ケアの受け手や他の医療従事者への感染拡大につながる。
- 麻疹や水痘は空気感染するため，感受性者が感染する可能性が高くなる。医療従事者は，免疫を獲得したうえで，勤務を開始することが必要である。

表4 ● 滅菌物の保管と使用時の確認の注意点

保管管理	・通気口や吸気ファンの近くには置かない ・湿気を避ける ・できるだけ閉鎖（扉の付いた）棚に保管する ・包装が破損しないよう，つめこまない ・安全保存期間（有効期限）の短いものを手前に並べ，目視しやすいようにする ・保管棚は定期的に清掃し，埃がたまらないようにする
使用時の確認	・化学的インジケータの変色に問題はないか ・包装に異常はないか（滅菌バッグの破れ，ピンホールの存在，水等による濡れ汚染） ・安全保存期間（有効期限）内であるか

（日本医療機器学会：医療現場における滅菌保証のガイドライン．2005．より）

▶ **予防方法**

- 免疫がない場合，ワクチンを接種する。
- 免疫獲得状況やワクチン接種状況は，本人とスタッフの健康管理部門との両方で記録・保管する。

2 レベルⅡ 実践(OJT)

①ケアの受け手や実践の場における感染リスクをアセスメントし，看護計画を立案・実施する。

3 レベルⅢ 実践(OJT)

①感染発生状況や動向を把握して，感染対策実施状況を評価する。

②感染発生時に，マニュアルや基準に沿って感染拡大防止の対応を実施し，その情報を共有する。

③適切な感染リスクのアセスメントと対策の推進のために，ハイリスクなケアの受け手に関するカンファレンスを企画する。

［文献］

1）満田年宏訳（著）：隔離予防策のためのCDCガイドライン─医療環境における感染性病原体の伝播予防2007．ヴァンメディカル，2007．

2）坂本史衣（著）：基礎から学ぶ医療関連感染対策─標準予防策からサーベイランスまで．南江堂，2008．

F 病態把握

a 知識の例 援助に必要な病態把握の知識

1 レベルⅠ 知識の例

5大疾患に関する病態生理（レベルⅢ到達まで）

以下の知識について把握しておく。内容については成書を参照。

● **がん**
　①発生機序
　②臨床的分類
　③主要症状の発生機序
　④看護介入

● **糖尿病**
　①発生機序
　②臨床的分類
　③主要症状の発生機序
　④看護介入

● **脳血管障害**
　①発生機序
　②臨床的分類
　③主要症状の発生機序
　④看護介入

● **急性心筋梗塞**
　①発生機序
　②臨床的分類
　③主要症状の発生機序
　④看護介入

● **精神疾患（認知症）**
　①発生機序

②臨床的分類

③主要症状の発生機序

④看護介入

2 レベルⅡ 知識の例

①5大疾患に関する病態生理（レベルⅢ到達まで）
- がん
- 糖尿病
- 脳血管障害
- 急性心筋梗塞
- 精神疾患（認知症）

3 レベルⅢ 知識の例

①5大疾患に関する病態生理（レベルⅢ到達まで）
- がん
- 糖尿病
- 脳血管障害
- 急性心筋梗塞
- 精神疾患（認知症）

1 レベルⅠ 実践(OJT)

①助言を得ながら，ケアの受け手の病態を理解する。

2 レベルⅡ 実践(OJT)

①ケアの受け手の病態理解に基づいたアセスメントを実施する。

3 レベルⅢ 実践(OJT)

①病態理解に基づいたアセスメントから，症状緩和あるいは悪化しないためのケアを
実施し，説明する。

コラム　信頼できる先輩，見つけましたか？

　新人ナースの皆さんは，職場のなかで信頼できる先輩ナースを見つけられましたか？看護師として信頼できるのはもちろんですが，"人柄"に惹かれた先輩ナースという意味も含んでいます。私たち看護師は，人間を対象にする職業に就いているからこそ，自分自身も人間として信頼できる方のもとで成長を実感したいはずです。新人ナースの皆さんにとって，時には厳しく，時には優しく，そしてよき相談相手となってくれる，そんな先輩ナースの存在は，看護師として成長する上でとても大切です。職場内で行われる教育（OJT）の場面だけでなく，自分を取り巻くさまざまなことを相談できる，そんな信頼できる先輩ナースを一日でも早く見つけて，温かく見守られながら新人時代を過ごしてほしいと願っています。

G 薬剤の取り扱い

a 知識の例 援助に必要な薬剤の取り扱い

1 レベルⅠ 知識の例

　以下の知識について把握しておく。内容については，「新人看護職員研修ガイドラインにおける与薬の技術」(p145) を参照。
①よく扱う薬剤の作用・副作用（インスリン，降圧剤・昇圧剤，カリウムなどを含む）
②薬の安全な取り扱い（麻薬や向精神薬を含む）
③薬剤投与
④輸血

2 レベルⅡ 知識の例

①ハイリスク薬剤
②主要な薬剤の薬理作用・副作用

3 レベルⅢ 知識の例

①主要な薬物の相互作用
②複雑な状況におけるハイリスク薬剤の使用
　　●がんにおける麻薬の扱い

b 実践(OJT) 薬剤の取り扱いについて ケアをしながら考えてみよう！

1 レベルⅠ 実践(OJT)

①よく扱う薬剤の基礎知識（作用と副作用）を理解した上で，薬剤投与時・中・後の観察を実施する。

②医薬品管理の留意点を理解して，安全に薬剤を投与する。

2 レベルⅡ 実践(OJT)

①ハイリスク薬剤の基本知識（作用・副作用）を理解した上で，薬剤投与時・中・後の観察を実施する。

②事例を用いて，主要な薬物について，ケアの受け手の年齢による特性に応じた留意点を説明する。

3 レベルⅢ 実践(OJT)

①薬物の作用を考慮したケアを実施し，説明する。

②ケアの受け手の症状や副作用から，薬物の使用有無や増減などの検討の必要性を提案する。

H 救命救急

a 知識の例 救命救急にかかわる援助技術

1 レベルⅠ 知識の例

①新人看護職員研修ガイドラインにおける【救命救急処置技術】
- 意識レベルの把握
- 気道確保
- 人工呼吸

②一次救命処置

1 新人看護職員研修ガイドラインにおける【救命救急処置技術】：一次救命措置

1 意識レベルの把握

● 目的

　人間の精神活動の変化をとらえ，生命危機を予測することを目的とし，救命救急処置の最初に観察され，心肺蘇生法を行うかどうかを決める重要な指標となる。

表1 ● ジャパン・コーマ・スケール（JCS）

Ⅰ．刺激しないでも覚醒している状態
1：だいたい意識清明だが，いまひとつはっきりしない
2：見当識障害がある
3：名前・生年月日が言えない

Ⅱ．刺激をすると覚醒。やめると眠り込む状態
10：ふつうの呼びかけで容易に開眼。言葉も出るが間違えが多い
20：大きな声または揺さぶると開眼。簡単な命令に応じる
30：痛み刺激でかろうじて開眼

Ⅲ．刺激をしても開眼しない
100：痛みに対し払いのけるような動作をする
200：痛み刺激で少し手足を動かしたり，顔をしかめる
300：痛み刺激に反応しない

表2 ● グラスゴー・コーマ・スケール（GCS）

開眼（E）: eye opening

　　4：自発的に開眼する
　　3：呼びかけにより開眼する
　　2：痛み刺激により開眼する
　　1：まったく開眼しない

最良言語反応（V）: best verbal response

　　5：見当識あり
　　4：混乱した会話
　　3：混乱したことば
　　2：理解不明の音声
　　1：まったくなし

最良運動反応（M）: best motor response

　　6：命令に従う
　　5：疼痛部を認識する
　　4：四肢屈曲反応：（痛みに対して）逃避する
　　3：四肢屈曲反応：異常屈曲（除皮質硬直）
　　2：四肢伸展反応：（除脳硬直）
　　1：まったくなし

開眼（E），最良言語反応（V），最良運動反応（M）の3つの項目それぞれについて点数化し，合計点で意識レベル，意識障害の重症度を表す。

❷ 適応

意識障害のある場合。

❸ 手順

意識障害の有無と程度をアセスメントする（**表1・2**）。

❹ 記載事項

実施とケアの受け手の反応

2 気道確保

❶ 目的

意識障害や心肺停止に伴って生じる舌根沈下や，誤嚥による気道閉塞を防ぐ。低酸素血症の進行や心停止，脳障害の重篤化による生命の危機を避けるため，心肺蘇生は最優先に行われる。

❷ 適応

①呼吸停止

②舌根沈下

③気道内分泌物の停滞

④努力呼吸時など気道閉塞を起こしやすいとき

❸ 必要物品

①救急カート

②吸引

③経口エアウェイ・経鼻エアウェイ

④肩枕

⑤水溶性潤滑剤

⑥ディスポーザブル手袋

❹ 手順

①呼吸状態を観察・判断する。

②ケアの受け手を仰臥位にする。

③緊急スタッフを召集する。

④用手的に気道を確保する（**図1**①②）。

⑤気道確保後，10秒以内に呼吸状態を観察し，判断する。

⑥呼吸があれば側臥位とし，全身状態を観察する。

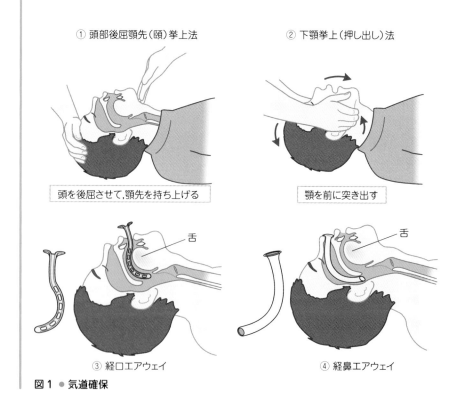

① 頭部後屈顎先（頤）挙上法　　　　② 下顎挙上（押し出し）法

頭を後屈させて,顎先を持ち上げる　　　顎を前に突き出す

③ 経口エアウェイ　　　　　　④ 経鼻エアウェイ

図1 ● 気道確保

214

⑦口腔や気道内に異物があるときは，気道異物を除去する。

⑧用手的に気道確保が困難なときには，エアウェイにより舌根沈下を防止する（**図1**③④）。

⑨呼吸状態の観察を行い，呼吸停止と判断されれば，直ちに「呼気吹き込み人工呼吸」を行う。

❺ 記載事項

実施とケアの受け手の反応

3 │ 人工呼吸

❶ 目的

自発呼吸の低下した場合や呼吸停止の場合に，緊急的に簡便な手段で酸素を供給し，呼吸状態の改善を図るために行う。

❷ 適応

①無呼吸

②低換気状態

③異常呼吸など有効な呼吸をしていない場合

❸ 必要物品

①アンビューバッグ

②ディスポーザブルマスク

③酸素供給チューブ

④リザーバーバッグ（高濃度酸素使用時）

❹ 手順

①呼吸があるかどうかを確認する。

②呼吸があれば，気道確保を続ける。

③呼吸がないか，あるいは自発呼吸が弱ければ，呼吸を助けるために人工呼吸を行う。

　●アンビューバッグを用いる人工呼吸法

　（1）気道を確保する。

　（2）左手で下顎を把持しながら，右手でバッグを揉んで換気する（5秒に1回の割合で加圧する，毎分12回の換気を確保できるようにする）。

④人工呼吸と同時に，二次救命処置での気管挿管の準備をしておく。

⑤初回の人工呼吸がうまくいかないときは，気道確保から人工呼吸をやりなおす。

⑥2回の人工呼吸により効果がないときには，直ちに気管挿管などの二次救命手段をとる。

⑦人工呼吸により自発呼吸の回復がみられたら，換気の評価を行う。

⑧十分な胸郭運動がみられ，チアノーゼや冷汗，呼吸苦がなければ，人工呼吸を中止する。

❺ 記載事項

●実施とケアの受け手の反応

ケアする力

救命救急

❶ 目的

生体組織，特に脳への血液循環を促し酸素供給を維持する。

❷ 適応

①心停止

②心室細動

❸ 必要物品

①監視モニター

②心臓マッサージ板

❹ 手順

①心停止を確認する。

②ケアの受け手をベッドの中央へ移動させる。

③ケアの受け手の胸骨下に心臓マッサージ板を入れる。

④エアーマット使用者は，エアーを抜く。

⑤圧迫部位に手を当てる。

- 示指と中指を肋骨縁に沿って，剣状突起と肋骨縁で形成された切痕に達するまで移動させる。切痕に達した示指の置かれた胸骨の約1〜2横指上の部分が圧迫部位である。
- 圧迫部位で両手を重ね，または組む。

⑥両肘をまっすぐ伸ばしたまま上半身の体重を利用して胸骨を垂直に圧迫する。

- 圧迫の強さは胸壁が 3.5〜5 cm 押し下がる程度，圧迫と力を抜く時間は1：1が望ましい。
- 毎分100回の速さで繰り返し，心臓マッサージと人工呼吸の割合は，30：2で行う。

⑦人工呼吸と胸骨圧迫マッサージを1分間行ったら，頸動脈の拍動を確認する。

- その後も1〜2分おきに確認する。

❺ 記載事項

実施とケアの受け手の反応

---

5 │ 気管挿管の準備と介助

❶ 目的

気道確保，人工呼吸管理，誤嚥予防，および気管内分泌物の吸引。

❷ 適応

①上気道の閉塞による換気不十分

②脳神経障害や意識障害による呼吸抑制や誤嚥のハイリスク

③気管内出血，多量の分泌物

④気道内の腫瘍や外傷

⑤全身麻酔時

⑥人工呼吸器管理

❸ 必要物品

（1）救急カート

①薬品類

②チューブ挿入用器具

③チューブ固定用具

④呼吸補助器具

⑤吸引器具

（2）聴診器

❹ 手順

気管挿管の準備

①医師に情報を伝える。

②家族に同意と協力を得る。

③ベッドを処置のしやすい高さに調整する。

④使用物品を準備する。

⑤気管内チューブのカフが膨らむことを確認する。

A　気管挿管の介助

⑥挿管の介助を行う。

⑦医師が項部を挙上させ，頭部を後屈し開口を促す間に喉頭鏡と気管チューブを準備する。

⑧喉頭鏡のライトを点灯させ，ブレード先端が挿入方向へ向くようへ医師に手渡す。

⑨甲状輪状軟骨部を軽く押す（医師の指示にて必要時）。

⑩気管チューブの向き，保持部位が適切な状態で確実に手渡す。

⑪スタイレットを気管チューブ内へ挿入後，医師の指示・合図で抜去する。

⑫片手で気管チューブを固定しながら，利き手で静かに抜去する。

⑬喉頭鏡を抜いたあと，シリンジで 10mL 程度の空気を入れ，気管チューブのカフを適正に膨らませる。

⑭バイトブロックを気管チューブに沿わせて口腔内に入れ，舌や口唇を圧迫しないで挿入する。

⑮バッグバルブマスクを気管チューブに接続する。

●酸素をつないだあとは，リザーバーバッグが膨らんでいるか確認する。

⑯聴診器を医師に渡す（挿管後の確認）。

⑰胸郭が挙上するか，動きの確認をする。

⑥挿管後，医師とともに，適切に挿管されているか否かを確認する。

(1) 胸郭の動きをみる。

(2) 両肺野の呼吸音を聴く。

(3) 胃部を聴診し，空気が入っていないかを確認する。

(4) 気管チューブ内壁腔が呼気でくもることを確認する。

⑦チューブを顔面に絆創膏で，しっかりと固定する。

⑧気管吸引を行い，気管内分泌物の性状と量を記録する。

⑨医師の指示に従い，人工呼吸器を装着する。

⑤ 記載事項

- 実施とケアの受け手の反応

6 ｜ AED（自動体外式除細動器）

① 目的

心停止や呼吸停止といった生命の危機的状態から人々の生命を救い，健康で後遺症を残さずに社会復帰できるようにする。

② 適応

- 不整脈が原因による心停止の疑いがあるケアの受け手

③ 必要物品

- AED（自動体外式除細動器）（**写真１**）

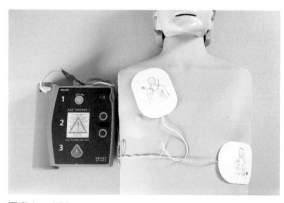

写真1 ● AED

④ 手順

①事前のアセスメントを行う。

 (1) 救命処置が必要な状態であるか否かを確認する。

 (2) AED が搬入されるまで胸骨圧迫心臓マッサージをする。

 (3) AED の適応かどうかを判断する。

② AED の準備をする。

 (1) 心臓マッサージを継続しながら，AED を実施するうえで安全な環境を整える。

 ● 床面が濡れていない。

 ● 床面が鉄板などの場合は，伝導体でない場所へ。

 (2) AED を実施するためのケアの受け手の身体環境を整える。

 ● ケアの受け手の前胸部の体毛が多い場合は，除毛する。

 ● ケアの受け手に水分が付着している場合は，水分を拭き取る。

 ● ケアの受け手の胸部の貼付薬剤は通電時の抵抗を高め，金属類は通電時の熱傷の原因となるため，すべて除去する。

 ● ケアの受け手の胸部の術創，皮下の膨隆を観察し，ペースメーカーや植え込み型除細動器（ICD）の有無を確認する。

 (3) AED 電極パッドをケアの受け手の前胸部に貼り，通電の準備をする。

 ● 図に従ってケアの受け手の前胸部にパッドを貼る。

 ● ペースメーカーや ICD を使用しているケアの受け手では，機器から少なくとも 3 cm 離して貼る。

③ AED の蓋を開けると電源が入る。心電図解析の開始の指示に従う。

④心電図解析の結果，通電が必要な場合は AED から音声指示があり，自動的に充電が始まり，ショックボタンが点滅する。

⑤通電する。

⑥除細動の効果を評価する。

⑦循環のサインを確認し，回復の状況に応じた処置をする。

⑧二次救命処置へ継続する際に，AED を実施した時間と回数，その後の評価を報告する。

❺ **記載事項**

 ● 実施とケアの受け手の反応

7 ｜チームメンバーの応援要請

各施設の医療安全対策マニュアルなどを参照。

2 レベルⅡ 知識の例

①救急・急変時の看護記録

 報告ツールを用いて看護記録を残す。

急変したことを報告する際，I-SBAR-C（**表3**）を用いることで，明確に内容を伝達することができる（例は**表4**）。

表3 ● I-SBAR-C

① **Identify：確認**	自分が名乗って相手を確認し，患者を同定する。
② **Situation：状況**	患者に何が起きているのかという状況
③ **Background：背景**	状況を理解するのに必要な臨床経過
④ **Assessment：評価**	何が問題なのかという判断
⑤ **Recommendation：提案**	どうしてほしいのかという提案や依頼
⑥ **Confirm：確認**	どうしたらよいか指示を受け，内容を確認

（石松伸一・他（監）：すごく役立つ患者を守れる臨床スキル―バイタルサインチェックと急変予測・対応技術の疑問解決．p67，学研メディカル秀潤社，2019．より）

表4 ● I-SBAR-C の例

① **Identify**	●●先生ですか？ ◆◆病棟の看護師〇〇です。 患者の＿＿＿＿＿さんのことで，ご報告（連絡・相談）です。
② **Situation**	〇〇症状（例：呼吸困難）が 20 時頃から続いています。 バイタルサインは… 呼吸数：　　回/分　　SpO_2：　　%　　血圧：　　mmHg 心拍数：　　回/分　　体温：　　℃　　意識レベル
③ **Background**	診断名： 年齢：　　　　　性別： 入院日：　　　　手術名・検査名と施行日： 治療内容： その他の情報：
④ **Assessment**	現在の状況から＿＿＿＿＿＿＿＿＿＿＿と考えます。
⑤ **Recommendation**	依頼内容：報告した相手に何をしてほしいか伝える。 　　例：・至急診察をしていただきたい。 　　　　・●●が必要だと考えます。 　　　　・指示を出していただきたい。など
⑥ **Confirm**	医師の指示：薬剤を与薬する指示　など 指示の確認：●●薬を●●の方法で与薬します。など　？？

（I-SBAR-C の表を参考に作成）

③ レベルⅢ 知識の例

①急変の予測
● 呼吸・循環・意識の評価
②救急救命場面におけるリーダーシップ
③救急救命時の心理的支援

b 実践(OJT) 救命救急について ケアをしながら考えてみよう！

1 レベルⅠ 実践(OJT)

①事例を用いて一次救命処置を実施し（**図2**），助言を得ながら，その実施の根拠を説明する。

②生命の危機的状況を発見した際の連絡体制を理解する。

> レベルⅠナースの学習ポイント

▶ 予期せぬ急変の前兆

- 心停止6時間以内に現れる警告サイン（Franklin，1994）
- 平均動脈圧：70 mmHg以下，または130 mmHg以上
- 脈拍数：45回/分以下，または125回/分以上
- 呼吸数：10回/分以下，または30回/分以上
- 胸痛
- 意識の変容

迅速評価	一次評価	二次評価
感覚を用いて パッと行う	身体診察を サッと行う	バイタルサイン 安定後
患者とはじめて接したとき最初の数秒で行う評価 ①呼吸状態 ②末梢循環 ③外見・意識状態 危険な徴候があれば初期対応を開始する	迅速評価に続いて， ①バイタルサインの測定 ②意識状態の評価 ③モニターの装着， 心電図，SpO₂ 同時に，酸素投与，静脈路確保，全身をサッと診察し，必要に応じて救急処置を行い，呼吸と循環を安定させる	呼吸と循環の安定化が得られたら， ①病歴・情報の聴取 ②身体の診察

図2 ● 救急救命の手順

（日本医療教授システム学会（監）：患者急変対応コース for Nurses ガイドブック．p45，中山書店，2008．より）

2 レベルⅡ 実践（OJT）

①事例（心肺停止以外）を用いて，一次救命処置を実施し，その根拠を説明する。
②事例を用いて，救急・急変時の看護記録を記載する。

3 レベルⅢ 実践（OJT）

①事例を用いて，呼吸・循環・意識の状態から，急変を予想して説明する。
②事例を用いて，救命救急場面におけるリーダーシップを発揮して対応する。
③事例を用いて，ケアの受け手の家族や周囲の人々に配慮しながら対応する。
④事例を用いて，SBAR を用いて報告をする。

III部 協働する力

A チームでの協働

a 知識の例 チームでの協働に必要な知識

1 レベルⅠ 知識の例

①新人看護職員研修ガイドラインにおける【組織における役割・心構えの理解と適切な行動】
- チーム医療の構成員としての役割理解
- 同僚や多職種との適切なコミュニケーション

②多職種理解

1 新人看護職員研修ガイドラインにおける 【組織における役割・心構えの理解と適切な行動】

1 チーム医療の構成員としての役割理解

医療現場では，さまざまな職種の人が連携・協働している。一つの目標に向かって一緒に取り組むことで，チームが一つになり支援体制を強化することができる。

それぞれの専門スキルを発揮することで，入院中や外来通院中のケアの受け手の思いや生活の質（quality of life：QOL）の維持・向上を尊重した療養の実現をサポートする。

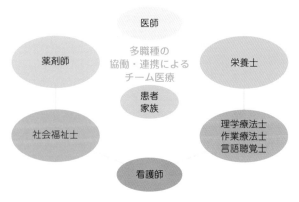

図1 ● チーム医療の構成員

① チーム医療とは

医療環境で互いに対等に連携して治療やケアに当たることで，ケアの受け手中心の医療を実現しようというものである（**図1**）。

② 「共同・協同・協働・協力」の違い

- 「共同」とは，「同じ立場や条件でことを行う」という意味→例：共同トイレ・共同経営
- 「協同」とは，「同じ目的や利益のために力を合わせる」という意味→例：○○協同組合
- 「協働」とは，「それぞれの得意分野を活かしながら，同じ目的のために協力して取り組むこと」という意味→例：A社とB社の協働で行う
- 「協力」とは，看護を必要する個人，家族，集団，地域などに対して安全で質の高いケアが提供できるよう，さまざまな人と協働することである。

③ 多職種チームでケアを行うためのポイント

- ケアの受け手と家族のニーズを共有する（医療者が主体にならない）。
- 連絡，連携，協働を円滑に行える体制をつくる。
- チーム内でのコミュニケーションを十分にとる。
- 他の専門分野の重要性も理解し，尊重しあう。
- 各専門職が連携・協働関係である（指示命令関係ではない）。

2 | 同僚や多職種との適切なコミュニケーション

① 同僚や多職種との適切なコミュニケーション・連携のタイミング

- 治療計画を進めているとき
- 多職種への相談をするとき
- 情報共有，意見交換，合意形成を行うためのカンファレンスや会議のとき
- 各種書類の作成・発行の手続きのとき

② チームカンファレンスを活用する目的

- 目標を共有する場
- チームメンバーとの情報共有・意見交換・合意形成を行う場
- 実践の評価・修正の場

2 多職種理解

① 薬剤師

調剤：医薬品の供給その他薬事衛生をつかさどり，公衆衛生の向上および増進を図る。

② 管理栄養士

食や栄養に関しての適切な管理を行う。退院後の自宅などでの食事や栄養の摂取について指導する。

III部

協働する力

A チームでの協働

225

③ **臨床工学技士**

人工呼吸器など生命維持装置の機器やシリンジポンプなどの医療機器の安全な利用管理を実施する。常時使用できるためのメンテナンスや事前準備など，機器管理全般や安全手順の作成を行う。

④ **臨床検査技師**

微生物学的検査，血清学的検査，血液学的検査，病理学的検査，寄生虫学的検査，化学的検査を行う。

⑤ **診療放射線技師**

放射線を人体に対して照射し，撮影をする。

⑥ **理学療法士（PT）**

活動性の低下に伴う廃用症候群の防止や運動機能の改善を目指し，障がいの集中的改善を図る。

⑦ **言語聴覚士（ST）**

集中治療管理に付随する嚥下困難に対し，摂食・嚥下評価訓練を行う。

⑧ **作業療法士（OT）**

身体または精神に障がいのある者に対し，主としてその応用的動作能力または社会的適応能力の回復を図るため，手芸工作などを指導する。

⑨ **臨床心理士**

臨床心理学など心理学の知識や諸技法を活かし，専門的に心理支援を行う。

⑩ **医療ソーシャルワーカー（MSW）**

病院や診療所，老人保健施設など保険医療機関において，社会福祉の立場からケアの受け手やその家族が抱える経済的・心理的・社会的問題の解決や調整を援助して，社会復帰の促進を図る業務を行う。

2 レベルⅡ 知識の例

①多職種の専門性
②看護の専門性
③情報伝達
- メンバーとの情報交換の場や情報交換方法
- 情報伝達スキル（SBAR 等）

1 | 多職種の専門性

- 他職種で構成される主なチーム
  ・感染対策チーム

・褥瘡対策チーム

・栄養サポートチーム（nutrition support team：NST）

・緩和ケアチーム

・医療安全管理チームなど

2 │ 看護の専門性

3 │ 情報伝達

● メンバーとの情報交換の場や情報交換方法

  ・基本的なコミュニケーション能力

● 情報伝達スキル（I-SBAR-C など）（p220参照）

3 レベルⅢ 知識の例

①コンサルテーション

②カンファレンス

1 │ コンサルテーション

（1）コンサルテーションとは

　コンサルテーションとは，異なる専門性をもつ複数の者が，援助対象である問題状況について検討し，よりよい援助のあり方について話しあうプロセスをいう。ケアの受け手を支える医療従事者が専門領域における問題に対処するため，さまざまな資源・人的リソースをどのように活用するかを一緒に考えるプロセスである。

［事例］

　Aさんは，脳梗塞の既往により，右不全麻痺であったが，杖歩行は可能であった。デイサービス利用後，自宅前で転倒した。

　右大腿骨頸部骨折で術後に肺炎を合併症として発症した。誤嚥性肺炎のため抗菌薬の投与を開始した。嚥下困難により，低栄養をきたしていた。長時間の臥床により褥瘡を発症した。日常生活動作（activity of daily living：ADL）の低下により，このままでは今までと同じ生活ができなくなり，病状や日常生活のことを考えると，二人暮らしの妻の負担は大きい（図2）。

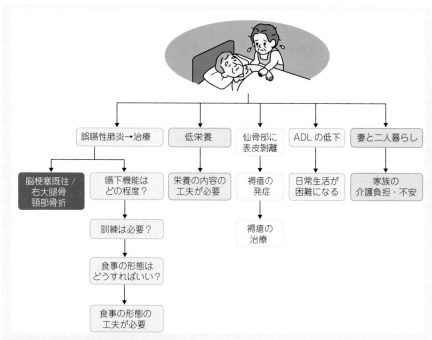

図2 ● Aさん（誤嚥性肺炎）の事例

（2）コンサルテーションの流れ

①問題の明確化する。

　相談したい問題を整理して，正確に伝える。

②看護師はAさんの病状，日常生活，家族などの情報からアセスメントし問題を整理
　する（**図3**）。

［事例の解説］

　看護師は，今回初めて誤嚥性肺炎を発症したことなど，入院の経緯，現在の状態，脳
梗塞の既往があること，在宅で家族が介護していたことなどを，それぞれのコンサル
タントに説明した。褥瘡チームには，ADLは自立していたが，肺炎で動けなくなり褥
瘡を発症したこと，および在宅での寝具の状況について説明した。MSWには，在宅へ
の退院希望であるが，ADLの低下を認めていることを説明した。また，家族の負担や
不安な内容を説明した。

　看護師は，NSTチームや褥瘡チームからアドバイスを受けて，その中で，病棟でで
きるケアの計画を修正した。

▶ Aさんの解決すべき課題

●褥瘡治療：褥瘡治癒に向けて，危険因子の評価，褥瘡の状態の評価，褥瘡治療計画書，
　看護計画を定期的に見直し，治療方法，ケアの方法を検討する。

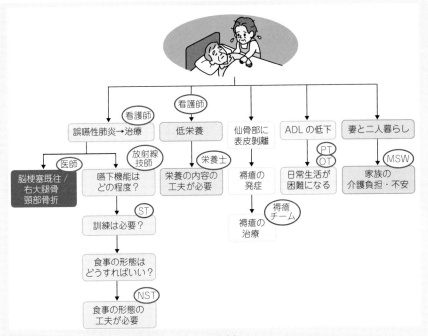

図3 ● コンサルテーションの流れ（A さんの場合）

● 栄養状態の改善：栄養状態の評価，栄養管理計画，モニタリング方法を検討する。

● ADL の低下：健康状態，心身状態，身体構造，個人因子，環境因子について評価し，リハビリの進め方を検討する。

● 退院調整：A さんと妻は在宅への退院希望であることを提示し，退院後の生活のイメージを共有して，支援の方向性を検討する。

　褥瘡が治癒した時点で褥瘡チームの介入は終了した。A さんは，とろみ食から開始したところ，嚥下には問題なく，徐々に食事形態も全粥に移し，食事摂取できるようになった。妻に食事指導を実施し，退院まで継続した。MSW には，退院まで継続して支援を進めてもらった。

2 ｜ カンファレンス

(1) カンファレンスの目的

● メンバー間の意見交換により情報の共有を図る。

● 多職種のアセスメントや意見交換による対象理解を深化させ，有益な支援方法を検討する。

● 信頼関係を構築しながらチームを成長させる。

● ニーズの分析・目標設定・支援計画の作成・実施された内容を情報共有し，評価・

修正を行う。

❶開催の目的と到達目標の明確化

- 事前に上司・先輩や関係する看護師・職種のメンバーと打ち合わせを行う。
  - ・目的や方向性をあらかじめ伝えておくことで、スムーズな話しあいになる。
- ケアの受け手や家族のニーズ、治療上の課題を確認しておく。
  - ・あらかじめわかっていることは伝えておくことにより、それに合わせて参加者が情報を準備しやすくなる。
- 当日の進行形式・内容を決定し、スタッフや参加者に伝達する。

❷課題の選定と明確化

- 解決する必要がある問題を明確にする。

　カンファレンスが必要なケアの受け手・家族を選ぶ場合や、またカンファレンスの目的に沿って課題やケアの受け手・家族を選ぶ場合があるが、そのカンファレンスの目的が参加者に共通して理解されていることが大切である。カンファレンスの目的を明確にし、全員が同じ目標に対して、異なる職種の視点から意見や情報を提示し、それぞれの特性を活かし、役割を率先することが成果につながる。

- 必要な内容に沿ってカンファレンスを行う。
  　［例］褥瘡対策、転倒対策、感染対策、退院調整など

❸課題と計画について意見交換

- メンバーのもつ情報と課題、支援計画について意見交換する。
  - ・問題や状況に合わせて臨機応変に対応する。
- 意見交換では、計画に組み込まれている課題の対応策や目標、具体的な方法について説明や意見を述べる。
  - ・ディスカッション内容に反応する。
- カンファレンスを効果的に進めるには、それぞれの立場で受けとった情報や意見に対して、まず反応することが大事である。それぞれがどのように認識・理解したのか、チーム内でわかることがポイントになる。
  - ・感情的なものではなく現実的で建設的なものがよい。
  - ・わからないことを明らかにする。
- 参加メンバーが互いに対等で心理的重圧を感じることなく、自由に発言できる雰囲気づくりは、チームリーダーや調整役を担う人の重要な役割である

❹ケアの受け手・家族の意向、支援の方向性について共有

　ニーズが多様で複雑な問題を抱えるケアの受け手や家族への効果的な介入のためには、情報や目標の共有と支援計画の検討が重要である。そのために必要な情報提供を行う。病状確認、入院目的、入院期間、ケアの受け手・家族の意向を伝え、看護計画、ケアの受け手の現状、課題と計画、支援の方向性を簡潔に報告する。

b 実践（OJT） チームでの協働について ケアをしながら考えてみよう！

1 レベルⅠ 実践（OJT）

①事例を用いて，かかわるチームのメンバーが誰であるかを挙げ，自らの役割を説明する。

②同僚や多職種との情報伝達場面で，情報を正しく伝える。

③カンファレンスに参加して，自身のもつ情報を発言して伝える。

④在宅・介護領域における「多職種情報共有シート」（日本看護協会版）を用いた多職種との情報共有について理解する。

レベルⅠナースの学習ポイント

▶チームでディスカッションをしてみよう！

●医療保険・介護保険を踏まえて現場でディスカッションする。

●同僚や多職種との情報伝達場面で，情報を正しく伝える。

［例］院内の会議，退院前カンファレンス，担当者会議，症例検討会，地域のネットワーク会議，他施設での会議など

▶カンファレンスに参加して自身のもつ情報を伝えよう！

●情報伝達はできたか。

●良好なコミュニケーションは図れたか。

●よりよい看護をケアの受け手に提供できるよう専門知識を高め，多職種との情報共有，よいコミュニケーションを心がける。

［事例］

Aさんは70歳代の女性で，乳がんステージⅣ（多発性転移）である。

急性期病院で入院治療を受けたものの，これ以上の改善が望めないため，自施設で緩和ケアを受けながら自宅へ帰る準備を進めることを決めた。Aさんは半年前に，夫・息子夫婦と同居を始めた直後に，乳がんが発覚した。楽しみにしていた家族との同居生活がほとんどできないまま，乳がんの治療が開始されたという経緯があった。

▶ Aさんの事例について，以下の視点で検討してみよう。

●多職種で検討する場合は，どの職種が必要か。

●カンファレンスをするタイミングはいつがよいか。

●どのような社会資源が必要か。

2 レベルⅡ 実践（OJT）

①同僚や多職種との情報伝達場面で，看護の方向性をわかりやすく伝える。

②カンファレンスや調整会議において，目的や各職種の役割を理解した上で，必要な情報の収集と提供を行う。

③チームでの連携・協働について，事例を用いて，以下の点について課題を記述する。
- 協働のタイミング
- 情報収集

3 レベルⅢ 実践（OJT）

①コンサルテーションについて，事例を用いて以下の点から説明する。
- 専門家や多職種の専門性
- 自身の能力
- 役割
- コンサルテーションを判断する根拠

②カンファレンスについて，事例を用いて以下の点から説明する。
- ケアの受け手の状況に応じたタイミング
- 参加者
- カンファレンスで解決すべき課題
- 必要な情報提供
- カンファレンスの目的達成

③多職種カンファレンスについて，事例を用いて以下の点から説明する。
- 多職種の役割
- 多職種の中で看護師としての発言
- 多職種連携のなかでの看護師の役割
- 多職種連携の必要性

レベルⅢナースの学習ポイント

①「経験学習モデルを活用した振り返りシート」（図4）を活用し，経験した事例を通じて実際に行った看護実践を振り返り，うまくいったことや困ったこと，あるいは看護実践を行う上での課題を明確にする。

②①で振り返った看護実践場面を，チームメンバーと共有し，他者が経験した内容も，自らの学びとして取り入れる。

研修日：　　年　　月　　日　氏名：

事例紹介	介入したこと	うまくいったこと 困ったこと	課題
ディスカッション時の意見			
ディスカッション後の振返り			

図4 ● 経験学習モデルを活用した振り返りシート

③退院後訪問指導の実施

- 訪問看護に同行したり，施設へ訪問することで，ケアの受け手への指導内容の共有や調整ができる。

B コミュニケーション

a 知識の例 コミュニケーションに必要な知識

1 レベルⅠ 知識の例

①報告・連絡・相談

業務を円滑に遂行するために必要な一連の行為をいう。

● **報告**

管理者からの指示・命令に対し経過や結果を知らせること。

● **連絡**

自分の意見を加えず事実情報を知らせること。

● **相談**

自分が判断を迷うとき，意見・アドバイスを聞くこと。

2 レベルⅡ 知識の例

①協働するメンバーへの意見の伝え方

1 | 協働するメンバーへの意見の伝え方

● パートナーシップ（人と協働・協力するための方法）に基づくコミュニケーション

総務省は2000年に，パートナーシップの定義を「相互の特性に認識・尊重を基礎として，相互に対等関係のもとで，協調・協働していくこと。つまり両者が互いに対等の当事者であることを認め合うこと」としている。

・相手を尊重する

・相手の話をよく聞く

・相手にわかるように説明する

・相手を理解しようと努める

・自分を理解してもらうように努める

・話しあい（対話と議論）ができる

・合意形成ができる

2 | 相互理解

- 信頼関係をつくる。
  - ・よく話しあうことが大事である。
- 他者と話すことによって，他者の目を通して自分の職種について理解を深める
  - ・自分の役割や立ち位置を知っておくことが大事である。
- 互いの職種の特徴について，その養成教育や職場での仕事内容，職能団体について理解を深める。
- 各職種の役割と機能について理解を深める。

3 | 相互支援

- お互いを理解して助けあうことがなければ，連携・協働はできない
  - ・相手に対する理解を示す。
  - ・信頼して役割を任せる。
  - ・情緒的サポートを行う。

3 レベルⅢ 知識の例

①アサーティブ・コミュニケーション

1 | アサーティブ・コミュニケーション

　アサーティブとは，自分も相手も大切にして，自分の気持ちや要求をはっきりと相手に伝える方法である。最終的には，相手との関係がアサーティブであること，つまり「4つの柱」に支えられた関係になることを目指している（**図1**）。

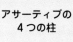

誠実	率直
自分自身に対して正直になり，相手にも誠実に向き合うこと。自分の気持ちを誠実に受け止めたうえで，相手に誠実に伝えるようにする。	気持ちや要求を伝えるときは，相手に伝わるように言葉にすること。遠まわしにしたりせず，具体的に簡潔に，そして直接伝える。
対等	自己責任
自分も相手も尊重した対等な態度をとる。必要以上に卑屈にならず，相手を見下すこともしない。そして，お互いが満足する結果を求めようとする。	自分の行動によって起こる結果に責任をもつこと。伝える，あるいは黙っていると選択したら，その結果の責任は自分で引き受ける。

（中央：アサーティブの4つの柱）

図1 ● コミュニケーションを支える「4つの柱」
（森田汐生：心が軽くなる！ 気持ちのいい伝え方．p63, 主婦の友社，2015．より）

b 実践（OJT）　コミュニケーションについてケアをしながら考えてみよう！

1 レベルI 実践（OJT）

①日常の場面において，簡潔に不測のない報告・連絡・相談を行う

レベルI ナース**の学習ポイント**

（1）スタッフから上司へ「こんな場合は"報告・連絡・相談"をしよう」

- インシデントが起きたとき
- アクシデントが起きたとき，またはアクシデントが起きないまでも何らかの危険を感じたとき
- クレームがあったとき，またはクレームを受けないまでも受け手に対して失礼があったとき
- ケアの受け手の様子が"いつもと違う"と感じたとき
- 院内研修・休憩などに行くときや戻ったとき
- 仕事が予定より長引くとわかったとき
- 指示された仕事が終了したとき

- 長時間かかる仕事を受けているとき（中間での進捗状況）
- ME 機器の使用方法が理解できないとき，または不安なとき
- 初めて経験する仕事に取りかかるときや終了したとき
- 職場の人間関係に悩みがあるとき
- 個人的な悩みで仕事に打ち込めないとき
- 長期休暇（連続 4 日以上）の計画があるとき
- 勤務時間内で診察を受けるとき

（2）"報告・連絡・相談"のコツ

- 相手の都合を確認する。
- 結論から先に述べる。
- 悪い内容ほど早く知らせる。
- 勇気をもって正直に伝える。
- 中間での報告を怠らない。

2 レベルⅡ 実践（OJT）

①ケアの受け手や家族，多職種とのコミュニケーションにおける自己の課題を，事例を用いて理解する。

レベルⅡナースの学習ポイント

▶「経験学習モデルを活用した振り返りシート」を用いて事例を展開し，自己の振り返りを行う。

3 レベルⅢ 実践（OJT）

①コミュニケーションについて，事例を用いて以下の点から説明する。

- 意図的なコミュニケーションによるケアの目標達成
- 相手の意見の受け止め方と理解
- 意見の伝え方

レベルⅢナースの学習ポイント

▶「経験学習モデルを活用した振り返りシート」を用いて事例を展開し，より良いコミュニケーションについて考察する。

▶看護の場面を振り返ることで，自己のコミュニケーションの取り方について課題を明確にする。

1 レベルⅠ 知識の例

①医療保険・介護保険の概要
②地域社会における自施設の役割の理解

1 医療保険・介護保険の概要

　雇用について，ケアの受け手と家族の職業およびその状況を確認する。ケアの受け手について，休職中の場合には，どれだけの期間休職できるのか，その間どのような取り扱いになるのかについても確認する。ケアの受け手の所得保険については，必要に応じて情報収集を行っておく。

1 社会保障制度

　表1を参照。

表1 ● 社会保障制度と社会保険

社会保障制度	社会保険（医療，介護，年金）	医療保険（健康保険）
		介護保険
		年金保険（厚生年金や国民年金）など
	社会福祉	社会福祉，児童福祉など
	公的扶助	生活保護制度
	保健医療・公衆衛生	医療サービス，保健事業，母子保健，公衆衛生など

（厚生労働省資料より）

2 医療保険制度

　医療保険は社会保険の1つで，「みんなでお金を出し合い，けがや病気で医療が必要になったときに，そのお金を使って，個人の負担を軽減しよう」という仕組みである（**図1**）。

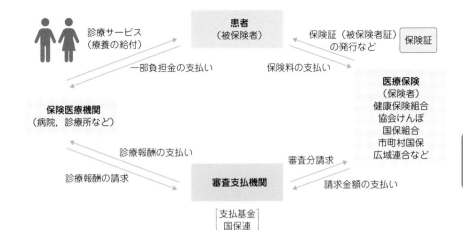

図1 ● 医療保険の仕組みとお金の流れ

（福井トシ子，齋藤訓子（編）：令和2年度改定対応診療報酬・介護報酬のしくみと考え方第5版．日本看護協会出版会，2020．より）

日本国民全員が保険医療に加入（国民皆保険）しているが，加入する医療保険は以下のように異なる。

①サラリーマン：会社規模などにより異なる被用者保険（健康保険組合／協会けんぽなど）

②自営業者など：市町村に1つずつある国民健康保険

③高齢者（75歳以上）：後期高齢者医療制度（長寿医療制度）

3 │ 介護保険制度

　介護保険も医療保険と同様に社会保険の1つで，みんなでお金を出しあいプールしておき，介護サービスが必要になった場合に，それを使おうという仕組み（介護保険制度）であり，2000（平成12）年の4月に始まった制度である（**図2**）。

　介護保険では，介護サービスを受けるにあたり，「どの程度介護が必要か」という判定（要介護認定・要支援認定）を受けなければならない。「介護が必要な人に，状態に応じて必要な分だけサービスを提供する」という判断が必要になるからである（**図3・4**）。

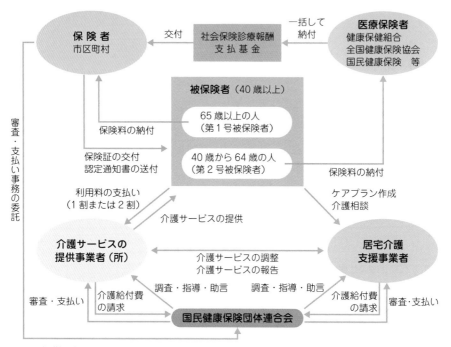

図2 ● 介護保険の仕組みとお金の流れ

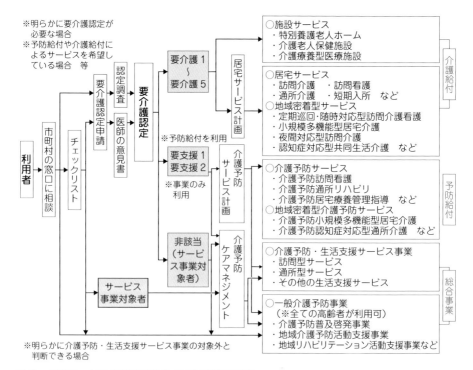

図3 ● 介護サービスの利用手続き（厚生労働省資料）

都道府県・政令市・中核市が指定・監督を行うサービス		市町村が指定・監督を行う サービス

<table>
<tr><td rowspan="2">介護給付を行うサービス</td><td colspan="2">◎居宅介護サービス</td><td rowspan="2">◎地域密着型介護サービス
○定期巡回・随時対応型訪問介護看護
○夜間対応型訪問看護
○地域密着型通所介護
○認知症対応型通所介護
○小規模多機能型居宅介護
○看護小規模多機能型居宅介護
○認知症対応型共同生活介護
（グループホーム）
○地域密着型特定施設入居者生活介護
○地域密着型介護老人福祉施設入所者生活介護
○複合型サービス
（看護小規模多機能型居宅介護）</td></tr>
<tr>
<td>【訪問サービス】
○訪問介護（ホームヘルプサービス）
○訪問入浴介護
○訪問看護
○訪問リハビリテーション
○居宅療養管理指導
○特定施設入居者生活介護
○福祉用具貸与

○居宅介護支援</td>
<td>【通所サービス】
○通所介護（デイサービス）
○通所リハビリテーション

【短期入所サービス】
○短期入所生活介護
（ショートステイ）
○短期入所療養介護

◎施設サービス
　○介護老人福祉施設
　○介護老人保健施設
　○介護療養型医療施設
　○介護医療院</td>
</tr>
<tr><td rowspan="2">予防給付を行うサービス</td><td colspan="2">◎介護予防サービス</td><td rowspan="2">◎地域密着型介護予防サービス
○介護予防認知症対応型通所介護
○介護予防小規模多機能型居宅介護
○介護予防認知症対応型共同生活介護（グループホーム）

◎介護予防支援</td></tr>
<tr>
<td>【訪問サービス】
○介護予防訪問入浴介護
○介護予防訪問看護
○介護予防訪問リハビリテーション
○介護予防居宅療養管理指導
○介護予防特定施設入居者生活介護
○介護予防福祉用具貸与</td>
<td>【通所サービス】
○介護予防通所リハビリテーション

【短期入所サービス】
○介護予防短期入所生活介護
（ショートステイ）
○介護予防短期入所療養介護</td>
</tr>
</table>

この他，居宅介護（介護予防）福祉用具購入，居宅介護（介護予防）住宅改修，介護予防・日常生活支援総合事業がある。

図4 ● 介護サービスの種類（厚生労働省資料）

2 地域社会における自施設の役割の理解

①自施設の理念・基本方針を理解する。

②自施設の理念・基本方針を踏まえ，地域から求められている自施設の役割について理解する。

③自施設が目指す組織の「あるべき姿」をイメージし，今の自分に果たせる役割について考える。

①地域包括ケアシステムの概要

②自施設でよく用いる社会資源：地域をみる視点

1 地域包括ケアシステムの概要（図5）

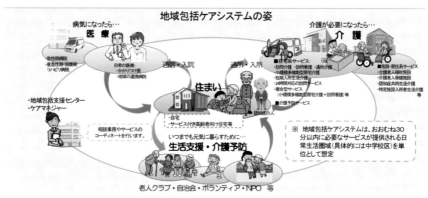

図5 ● 地域包括ケアシステム（厚生労働省）

2 自施設でよく用いる社会資源：地域をみる視点

［例］

- A市の人口
  - ・総人口：91,343人
  - ・65歳以上の人口：20,801人
  - ・65歳以上の人口比率 22.8％（B県全体の比率は 24.8％）
  - ・平均年齢：43.6歳（B県全体の平均年齢 45.4歳）
- A市内の病院
  - ・総合病院（急性期病棟，回復期リハビリテーション病棟，緩和ケア病棟）
  - ・療養型病院（医療療養型，地域包括ケア病棟）
  - ・精神科の病院（精神科）
  - ・クリニック，診療所は多数あるが総合病院は自施設のみ
- A市内の施設
  - ・介護老人保健施設
  - ・介護老人福祉施設
  - ・認知症対応型共同生活介護

・有料老人ホーム

・軽費老人ホーム

● A市内にある病院の機能や規模，診療科，施設などから考えても，自施設が担う役割は大きい（急性期医療・退院支援・終末期医療など）。

3 レベルⅢ 　知識の例

①自施設周辺の地域包括ケアシステムの特徴と自施設の役割
②施設外の社会資源（**表2**）へのアプローチ

表2 ● 高齢者施設などの種類

名称	利用目的	対象者		医療
介護老人保健施設（老健）	病状は安定しているが，自宅での生活にまだ不安がある方に，介護サービスやリハビリを提供する。在宅復帰を目標にした一時的な入所施設。	・要介護1以上の方 ＊医療行為（胃ろう，インスリン注射，在宅酸素など）がある方は施設によって受け入れ状況が違うため確認が必要	介護保険	常勤医が配置されている（夜間は不在）＊受診や薬の費用は入所費用に含まれる
介護老人福祉施設（特養）	常時介護が必要な方，かつ自宅での生活が難しい方に対して生活支援から介護サービスを行う施設	・要介護3以上の方（すでに入所している方を除く）＊医療行為（胃ろう，インスリン注射，在宅酸素など）がある方は施設によって受け入れ状況が違うため確認が必要	医療保険	協力医療機関からの往診 近医への通院も可能 ＊受診の費用は入所費用に含まれない
認知症対応型共同生活介護（グループホーム）	認知症の高齢者が，介護スタッフと共に地域のなかで自立に近い共同生活を行う施設。定員5〜9名がユニットごとに介護スタッフと一緒に生活をする。	・要支援2以上の方で，認知症と診断された方。・施設のある市区町村に住民票がある方。＊医療行為のある方の受け入れ先は少ない	医療保険	協力医療機関からの往診 近医への通院も可能 ＊受診の費用は入所費用に含まれない
有料老人ホームサービス付き高齢者向け住宅	◎介護付き有料 24時間介護スタッフが常駐。身体・生活介護サービスを受けられる ◎住宅型有料 食事などの提供はあるが，介護サービスは外部へ依頼。◎サ高住 安否確認や生活相談が可能。必要に応じて併設事業所の在宅サービスを利用。	◎介護付き有料 自立〜全介助，医療上の管理が必要な方まで，施設により多様 ◎住宅型有料，サ高住 自立〜在宅サービスを利用して生活できる人まで	医療保険	協力医療機関からの往診 近医への通院も可能 ＊受診の費用は入所費用に含まれない
小規模多機能（地域密着型サービス）	通いによるサービスを中心にして，利用者の希望などに応じて，訪問や宿泊を組み合わせて，入浴，排せつ，食事などの介護，その他日常生活上の世話，機能訓練（リハビリテーション）を実施する	・要介護1以上の方 定員（登録者数）29名以下	医療保険	各自で通院や訪問診察を受ける

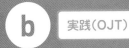

地域をみる視点について ケアをしながら考えてみよう！

b 実践（OJT）

1 レベルⅠ 実践（OJT）

①助言を得ながら，ケアの受け手が生活する地域のなかで利用する社会資源を把握する。

②助言を得ながら，ケアの受け手が利用している医療保険・介護保険などの制度について把握する。

③助言を得ながら，社会資源の過不足の検討の視点を理解する。

レベルⅠナースの学習ポイント

▶地域をみる視点を理解し，退院前カンファレンスに参加すること。

2 レベルⅡ 実践（OJT）

①ケアの受け手にかかわる地域内の施設や職種を把握する。

②ケアの受け手の療養の場やその役割を理解する。

③ケアの受け手の社会資源の過不足について検討する。

3 レベルⅢ 実践（OJT）

①地域連携について，事例を用いて以下の点から説明する。
- 地域の施設や多職種の役割
- 調整の内容や方法

②ケアの受け手の療養の場やその役割を理解したうえで，地域連携における自身の役割を説明する（可能であればケアの受け手の療養の場や他施設などを訪問する。）

③ケアの受け手が希望する生活のために必要となる社会資源の過不足について検討し，コンサルテーションする。

意思決定を支える力

A 意思決定支援

a [知識の例] 意思決定支援に必要な知識

1 レベルⅠ [知識の例]

① 新人看護職員研修ガイドラインの到達目標における【患者の理解と患者・家族との良好な人間関係の確立】

- ケアの受け手のニーズの全人的な把握
- ケアの受け手の尊重と受容的・共感的態度
- ケアの受け手や家族へのわかりやすい説明と同意の取得
- 家族の意向の把握と家族にしか担えない役割の判断と支援
- 守秘義務の遵守とプライバシー配慮
- ケアの受け手中心のサービス提供の認識

1 新人看護職員研修ガイドラインにおける【ケアの受け手の理解とケアの受け手・家族との良好な人間関係の確立】

1 | ケアの受け手のニーズの全人的な把握

「ケアの受け手の全体像」（p70）参照。

地域特有の考え方や風習などについての情報は，ケアの受け手を理解するのに欠かせないものである。また，自宅周辺の環境を聞くことにより，退院後の生活をイメージすることができる。それは，ケアの受け手が自立して安全に生活するのに必要な退院指導を行うために必要な情報となる。

2 | ケアの受け手の尊重と受容的・共感的態度

「精神面」（p56）参照。

3 | ケアの受け手や家族へのわかりやすい説明と同意の取得

「社会面」（p62）参照。

4 │ 家族の意向の把握と家族にしか担えない役割の判断と支援

「社会面」（p62）参照。

5 │ 守秘義務の遵守とプライバシー配慮

「看護職の倫理綱領」（p259）参照。

6 │ ケアの受け手中心のサービス提供の認識

「ケアの受け手の全体像」（p70）参照。

2 アドバンス・ケア・プランニング(ACP)とは[1]

　今後の治療・療養について，ケアの受け手・家族と医療従事者があらかじめ話しあう自発的なプロセスといわれている。

▶ ケアの受け手が望めば，家族や友人とともに行われる。

▶ ケアの受け手が同意のもと，話しあいの結果が記述され，定期的に見直され，ケアにかかわる人々の間で共有されることが望ましい。

❶ACPで話し合われる内容

● ケアの受け手の価値観や目標

● 病状や予後の理解

● 治療や療養に関する意向や選好，その提供体制

❷ACPの効用

● ケアの受け手の自己コントロール感が高まる。

● 代理決定者―医師のコミュニケーションが改善される。

● ケアの受け手の意向がより尊重されたケアが実践され，ケアの受け手と家族の満足度が向上し，家族の不安や抑うつが減少する。

❸終末期医療の決定プロセスに関するガイドラインの骨子

● 一人で決めない，一度に決めない。

● ケアの受け手と医療者との十分な対話をする。

● その上でのケアの受け手の意思の尊重をする。

● 医療者間では，多職種で相談する。

● ケアの受け手自身の意思が確認できないときは

・家族も含めてケアの受け手の意思を推定しそれを尊重する。

・多職種のチームでかかわる。

・判断が難しい場合は，多職種専門チームから助言を得る。

①意思決定プロセス
- 意思決定場面
- 意思決定のパターン
- 意思決定に関わる情報の収集方法

②インフォームドコンセント
- インフォームドコンセント同席の目的の理解
- 看護師の役割
- ケアの受け手や家族の受け止めの確認

1 意思決定プロセス

❶意思決定場面

図1に示す。

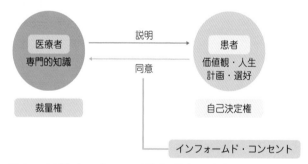

図1 ● 意思決定のプロセス（説明・同意モデル）
(清水哲郎：臨床倫理エッセンシャルズ 2012年 春版. p10. 東京大学大学院人文社会系研究科 死生学・応用倫理センター 臨床倫理プロジェクト. 2012. より）

❷意思決定パターン

- パターン1：**退院**に向けた意思決定支援

　①ケアの受け手・家族の意向を確認する。

　②ケアの受け手・家族・医療者を含むチームメンバー内における病状認識と方向性の認識の違いを調整する。

　③チームメンバーで在宅療養が可能か否かの判断をする。

　④ケアの受け手・家族に対して，必要な情報を提供し意思決定の支援を行う。

　⑤在宅療養のために必要な支援に向けて院内連携の強化を図る。

⑥退院する時点の，療養生活を送るうえでの目標を設定する。

● パターン2：緩和ケアにおける意思決定支援

①情報を共有する。

- ・現在の病状と，今後予測される病状の変化
- ・病状の変化が生活に与える影響

②ケアの受け手本人の意向を確認するとともに，家族の意向を確認する。

③ケアの受け手・家族の意向に沿った実現に向けて働きかける。

④不安・悩み・悲しみ・怒りなどの感情に配慮して働きかける。

❸意思決定を支援する際の課題

①病状などの変化

②周囲状況から発生する問題

- ・ケアの受け手に真実が伝えられていない。
- ・ケアの受け手に意思決定する能力がない場合や，代理で意思決定する存在がいない。
- ・家庭内で病状や方針などについて意思が対立している。
- ・ケアの受け手に社会的・経済的問題がある。

③医療者とケアの受け手・家族との間で信頼関係が構築されていない。

❹意思決定にかかわる情報の収集方法

● 意思決定の際に必要な情報

- ・病状の認識について
- ・代理意思決定者の選定について
- ・療養や生活のなかの不安・疑問について
- ・療養や生活で大切にしたいと考えていることについて
- ・治療の選好の状況について
- ・代理意思決定者の裁量の余地について
- ・リビングウィル（事前指示書）について

2 │ インフォームドコンセント（IC）[2)]

❶インフォームドコンセント同席の目的の理解

「インフォームドコンセントの在り方に関する検討会」が設置された際，「医師，歯科医師，薬剤師，看護師その他の医療の担い手は，医療を提供するにあたり，適切な説明を行い，医療を受ける者の理解を得るよう努めなければならない」と明記された。看護師には，インフォームドコンセントの基本要件（**表1**）が満たされるように援助することが求められており，インフォームドコンセントの場に同席することが必要になる。看護師は，ケアの受け手の状況に応じた，きめ細やかなかかわりをもつようにする。

表1 ● インフォームドコンセントの基本要件

①ケアの受け手の理解・意思決定能力
②診断，複数の治療法とそのリスクや予後などについての情報開示
③情報の理解
④強制や圧迫などが存在しない中での，ケアの受け手の自由意思
⑤同意があげられている

（日本看護管理学会学術活動推進委員会（編）：看護管理用語集. p47, 2013. より）

❷看護師の役割

　看護師の役割は，**表1**に示したインフォームドコンセントの基本要件が満たされるように，ケアの受け手を取り巻く環境を整えること，個々のケアの受け手の権利が守られるように倫理的な調整を図ること，ケアの受け手の自己決定のために，その意思決定支援を行うこと，などがあげられる。

❸ケアの受け手や家族の受けとめの確認

　インフォームドコンセントの場において，ケアの受け手の理解の促進には，繰り返し時間をかけてかかわることが望ましい。看護師は，ケアの受け手やその家族との信頼関係を築いた上で，インフォームドコンセントに対する受けとめ方の確認を進めることが重要である。医療従事者とケアの受け手やその家族のもつ情報には格差があることをふまえ，状況に応じた援助を進めることが看護師に求められている役割である。

③ レベルⅢ 　知識の例

❶権利擁護とは

- 意思表示が困難なケアの受け手（例：認知症，小児，など）への支援
- 意思決定能力の判断
- 意思決定までの時間的猶予
- アドボカシー

表 2 ● 看護アドボカシーのための行動指針

1）患者の尊厳，権利を尊重した看護を提供する（ナース自らが侵害しない）
人権の尊重，公平，守秘義務，安全，配慮など
2）患者の尊厳，権利を護る方法を知らせ，情報提供と支援をする
・患者に権利があることを知らせる ・患者が必要としている医療情報を提供する ・自己選択・決定の重要性を知らせる ・自己選択・決定を支援する
3）患者の尊厳，権利が侵害された場合は，代弁したり，弁護・保護する行動をする
・患者が主張できないことを看護師が代弁する ・危険にさらされる可能性があるときは，適切な方法で検討，保護する

1）2）は 2 者関係，3）は 3 者関係となる

（石本傅江：看護アドボカシーとは何か－その意義と課題. 臨床看護 32（14）；2056, 2006. を一部改訂）

b　実践（OJT）　意思決定支援について ケアをしながら考えてみよう！

1　レベルⅠ　実践（OJT）

①ケアの受け手や家族の話を誠実かつ真摯な態度で，受容的・共感的に聴くことができたか 自身の態度を振り返る。

②ケアの受け手や家族の思いや考え，希望と，自身の価値観を整理する。

③助言を得ながら，意思表示が可能なケアの受け手について，ケアの受け手や家族の思いや 考え，希望を確認する。

④日常の看護提供場面において，ケアの受け手や家族へのわかりやすい説明による同意を得 る。

レベルⅠナースの学習ポイント

▶「意思決定支援用紙」（**図2**）を用いて，患者の背景，本人の意思，医学的診断，家族の意 向から，意思決定支援に関するアセスメントを行う。

2　レベルⅡ　実践（OJT）

①意思決定支援の必要な場面に参加し，ケアの受け手や家族の思いや考え，希望，理 解度を確認する。

②ケアの受け手に提供されているケアの全体像を把握した上で，意思決定支援の場面 に参加する。

③ケアの受け手や家族の思いや考え，希望から，価値観を推察する。

④価値観や思いを反映したケアの計画・実施について，事例を用いて説明する。

　「意思決定支援用紙」（**図2**）を用いて，患者背景，本人の意思，医学的診断，家族 の意向から支援のポイントをしぼり，合意形成に向けたアプローチを考える。

レベルⅡナースの学習ポイント

　▶「意思決定支援用紙」（**図2**）を用いて，患者の背景，本人の意思，医学的診断，家 族の意向から支援のポイントをしぼり，合意形成に向けたアプローチを行う。

254

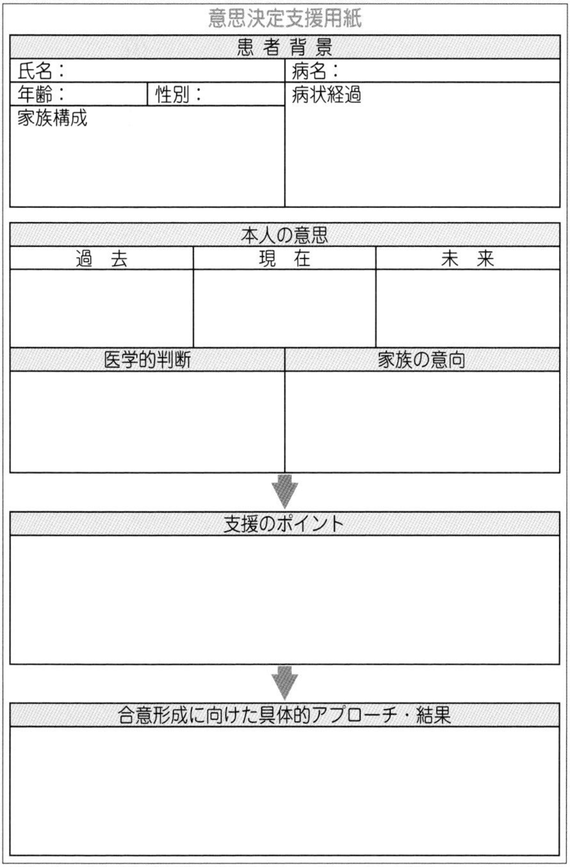

意思決定支援用紙		
患 者 背 景		

氏名：		病名：
年齢：	性別：	病状経過
家族構成		

本人の意思		
過　去	現　在	未　来

医学的判断	家族の意向

支援のポイント

合意形成に向けた具体的アプローチ・結果

図2 ● **意思決定支援用紙**

（西川満則，長江弘子，横江由理子（編）：本人の意思を尊重する意思決定支援：
事例で学ぶアドバンス・ケア・プランニング．p41，南山堂，2016．より）

3 レベルⅢ 実践（OJT）

①意思決定支援について，事例を用いて以下の点から説明する。

- ケアの受け手の思いや考え，希望
- 意思決定支援にかかわる情報の整理
- 意思決定までの時間的猶予
- ケアの受け手の意思決定能力
- 情報提供の内容と方法
- ケアの受け手の意思決定のための看護の計画・実施・評価

②意思決定の困難な状況（例：意思表示の困難な場合等）における支援について，事例を用いて以下の点から説明する。

- ケアの受け手の権利擁護
- ケアの受け手の周囲の人々の意向
- 多職種への代弁
- 多職種などチームとの検討

［文献］

1）吉田みつ子（著）：看護倫理―見ているものが違うから起こること．p96，医学書院，2013.

2）木澤義之：第1回人生の最終段階における医療の普及・啓発の在り方に関する検討会，平成29年8月3日資料.

3）小西恵美子（編）：看護学テキスト NiCE 看護倫理―よい看護・よい看護師への道しるべ．南江堂，2007.

a 知識の例 倫理に必要な知識

1 レベルⅠ 知識の例

① 新人看護職員研修ガイドラインの到達目標における【看護職員としての自覚と責任ある行動】
- 医療倫理・看護倫理に基づいた人間の生命・尊厳の尊重とケアの受け手の人権擁護
- 看護更衣によるケアの受け手の生命を脅かす危険性の認識
- 職業人としての自覚と倫理に基づく行動

② 看護職の倫理綱領

③ 看護業務基準（2021年改訂版）

1 新人看護職員研修ガイドラインにおける【看護職員としての自覚と責任ある行動】

1 医療倫理学に基づいた4つの原則

（1）自律尊重原則

　①ケアの受け手が自分で決定できるよう，重要な情報提供，疑問への丁寧な説明などの援助を行う。

　②ケアの受け手の決定を尊重し従うことを，医療専門職およびケアの受け手の家族など，ケアの受け手にかかわる周囲の人々に対して求める。

（2）善行原則

　①ケアの受け手に対して善をなすこと。ケアの受け手のために最善を尽くすこと。

（3）無危害原則

　①人に対して害悪や危害を及ぼすべきではない。
- 危害を引き起こすのを避ける。
- 害悪や危害を及ぼすべきではない。

（4）正義原則

　①社会的な利益や負担は正義の要求と一致するように配分されなければならない。
- 形式的な正義：類似した状況にあるケアの受け手は，同様の医療を受けられるべき。
- 実質的な正義：あるケアの受け手集団に利用可能な医療レベルを決める際には，そ

のケアの受け手集団の違いに応じて決められるべき。

2 | 医療専門職の義務・規則の基礎となる2つの原則

（1）誠実の原則
- 「嘘をつく」「情報をごまかす」「人をだます」など，信頼を損ねる行動をしない。

（2）忠誠の原則
- 約束や秘密を守る。

2 | 看護職の倫理綱領

日本看護協会の「看護職の倫理綱領」[1] は，あらゆる場で実践を行う看護職を対象とした行動指針であり，自己の実践を振り返る際の基盤を提供するものである。また，看護の実践について専門職として引き受ける責任の範囲を，社会に対して明示するものである。以下の16の条文が提示されている。

1. 看護職は，人間の生命，人間としての尊厳及び権利を尊重する。
2. 看護職は，対象となる人々に平等に看護を提供する。
3. 看護職は，対象となる人々との間に信頼関係を築き，その信頼関係に基づいて看護を提供する。
4. 看護職は，人々の権利を尊重し，人々が自らの意向や価値観にそった選択ができるように支援する。
5. 看護職は，対象となる人々の秘密を保持し，取得した個人情報は適正に取り扱う。
6. 看護職は，対象となる人々に不利益や危害が生じているときは，人々を保護し安全を確保する。
7. 看護職は，自己の責任と能力を的確に把握し，実施した看護について個人としての責任をもつ。
8. 看護職は，常に，個人の責任として継続学習による能力の開発・維持・向上に努める。
9. 看護職は，多職種で協働し，よりよい保健・医療・福祉を実現する。
10. 看護職は，より質の高い看護を行うために，自らの職務に関する行動基準を設定し，それに基づき行動する。
11. 看護職は，研究や実践を通して，専門的知識・技術の創造と開発に努め，看護学の発展に寄与する。
12. 看護職は，より質の高い看護を行うため，看護職自身のウェルビーイングの向上に努める。
13. 看護職は，常に品位を保持し，看護職に対する社会の人々の信頼を高めるよう努める。
14. 看護職は，人々の生命と健康をまもるため，さまざまな問題について，社会正義の考え方をもって社会と責任を共有する。

15. 看護職は，専門職組織に所属し，看護の質を高めるための活動に参画し，よりよい社会づくりに貢献する。

16. 看護職は，様々な災害支援の担い手と協働し，災害によって影響を受けたすべての人々の生命，健康，生活をまもることに最善を尽くす。

3 看護業務基準 2021 年改訂版

日本看護協会は，保健師助産師看護師法で規定されたすべての看護職に共通する看護実践の要求レベルと看護職の責務を示す「看護業務基準」を作成した（**写真1・2**）。

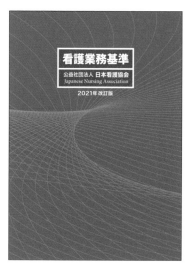

写真1 ● 看護業務基準2021年改訂版[2]　写真2 ● 看護に活かす基準・指針・ガイドライン集2021[3]

2 レベルⅡ　知識の例

①倫理的問題と課題

- 倫理原則の理解を深める。
- 事例を通じて倫理原則の考え方を学ぶ。

①看護の社会的責務

● 看護業務基準（2016 年改訂版→ 2021 年改訂版）の活用

● 看護職の倫理綱領の活用

Ⅳ部

意思決定を支える力

Ｂ

倫理

［文献］

1）公益社団法人日本看護協会：看護職の倫理綱領．2021．
2）公益社団法人日本看護協会：看護業務基準 2021 年改訂版．2021．〈https://www.nurse.or.jp/home/publication/pdf/gyomu/kijyun.pdf〉（2022 年 2 月 10 日閲覧）
3）公益社団法人日本看護協会（編）：看護に活かす基準・指針・ガイドライン集2021．日本看護協会出版会，2021．

実践（OJT） 倫理についてケアをしながら
考えてみよう！

1 レベルⅠ 実践（OJT）

①看護の実践は看護者の倫理綱領や看護業務基準に基づくものであることを理解する。

②看護師として自覚と責任をもった行動をとる。

③日常の看護提供場面において倫理的に戸惑いを感じた場面について，看護者の倫理綱領と照らして，戸惑いを感じた理由を表現する。

レベルⅠナースの学習ポイント

[事例]

転倒リスクの高いケアの受け手が，「トイレに歩いて一人で行きたい」と希望してきた。

「医療倫理学に基づいた4つの原則」を参考に検討しよう。

▶ ケアの受け手の希望を優先し，一人で歩いてトイレに行ってもらう（自律尊重）。

▶ 安全を考え，ポータブルトイレを使用してもらう（善行）。

▶ 転倒を防ぐことを最優先とし，看護師見守りでトイレに行く（無危害）。

＊一人で考え結論を出そうとせず，必ず多職種からなるチームメンバーで検討する必要がある。ケアの受け手である本人とも，その過程を共有することが重要である。

2 レベルⅡ 実践（OJT）

①ケアの受け手や周囲の人々の人権を尊重した行動をする。

②日常の看護提供場面における倫理的ジレンマに気づき，発言して表現する。

③倫理的ジレンマから，倫理的問題や課題を検討する。

④倫理問題の所在に気づくとともに，どうすべきかを考え行動できる。

3 レベルⅢ 実践（OJT）

①倫理的ジレンマから，倫理的問題や課題を明確にして説明する。

②日常の看護提供を振り返り，看護業務基準（2016年改訂版→2021年改訂版）や看護職の倫理綱領を用いて，自身の役割や責任を関連づけて理解する。

③倫理的ジレンマについて，相談行動をとる。

● ジョンセンの四分割表（**図1**）を用いて，実際の症例で展開してみよう。

医学的適応（仁恵・無危害）	患者の意向（自律性尊重）
①診断と予後 ②治療目標の確認 ③医学の効用とリスク ④無益性	①患者さんの判断能力 ②インフォームド・コンセント 　（コミュニケーションと信頼関係） ③治療の拒否 ④事前の意思表示（living will） ⑤代理決定 　（患者にとっての「最善の利益」とは何か）
QOL（幸福追求）	周囲の状況（効用と公正）
①QOL の定義と評価 　（身体, 心理, 社会, スピリチュアルな側面から） ②誰がどのような基準で決定するのか 　・偏見の危険 　・何が患者にとって最善か ③QOL に影響を及ぼす因子	①家族や利害関係者 ②守秘義務 ③経済的側面, 公共の利益 ④施設の方針, 診療形態, 研究教育 ⑤法律, 慣習 ⑥宗教 ⑦その他

チェック・シートの使い方
STEP1　認識分類：問題だと思われる点を，4分割表を用いてできるだけあげてみる。
STEP2　調査検討：分類された問題点を見つめながら，疑問点や不明な点を調査検討する。
STEP3　具体的対応：4項目全体を見渡して，何を，どうすればよいか，具体的な対応策を考える。

図1 ● 臨床倫理の4項目チェック・シート

(Jonsen AR, Siegler M, Winslade WJ（著）, 赤林朗, 大井玄（監訳）：臨床倫理学. p215, 新興医学出版社, 1997. より)

［事例］

　認知症，90歳男性。転倒して入院した。家に帰ると夜間不眠。同室者から寝られないと訴えがあり，ナースステーションで見守られている。朝になって，そこへ娘さんが来院した。

意思決定を支える力

B　倫理

C 看取り

a 看取りに必要な知識

1 レベルⅠ 知識の例

① 新人看護職員研修ガイドラインにおける【死亡時のケアに関する技術】
- 死後のケア

1 新人看護職員研修ガイドラインにおける【死亡時のケアに関する技術】

1 看取りとは

- 病人のそばにいて世話をする。また，死期まで見守る。
- 看病の意味を含んでいる。通常は「死を看取る」と表現されるように，人の死に際してのケアを意味する。

2 死後のケア

❶ 目的
①遺体を清潔にし，生前の外見をできるだけ保ち，死によって起こる変化が目立たないようにする。
②遺体からの感染の可能性を予防する。

❷ 適応
- 亡くなったケアの受け手

❸ 必要物品
①死後処置セット
②清拭用バケツ
③タオル（身体用2枚，陰部用1枚）
④着替え
⑤おむつ
⑥化粧道具（クレンジング，化粧水，保湿（乳液））
⑦髭剃り

⑧くし

⑨ディスポーザブルエプロン・手袋・マスク

⑩ビニール袋

⑪陰部用タオル（使い捨てタオルを含む）

④ 手順

①医師に死亡の診断を確認する。

②治療処置に用いた器具，点滴，各種チューブなどを除去する。傷があれば縫合の介助を
する。

③家族に目的を説明し，退室してもらうか，家族の希望があればケアを一緒に行う。

④身につけている貴重品は家族に返却する。

⑤処置の準備をする。

⑥着せたいものがあるか家族に確認する。

⑦ディスポーザブルエプロン，マスク，手袋をつける。

⑧遺体の眼と口を閉じる。

    ● 口が開いてしまうときは，枕を高くし，顎にタオルをはさむ。

⑨医療器具・チューブ類を取りはずす。

⑩傷や点滴のあとを絆創膏などでカバーする。

⑪温湯を用いて全身清拭をする（場合によっては咽頭用の死後処置セットを用いて，場合
により口腔にゲルを注入する。耳，鼻に綿球を詰める）。

⑫仏衣，または生前のケアの受け手が希望した衣服や，家族の希望する衣服を着せる。

    ● 着物の場合は左前に合わせる。

    ● ひもは縦結びにする。

⑬顔面全体を優しくマッサージしたあと十分に保湿をする。

⑭くしを使い髪型を整える。

⑮両手を前胸部で軽く重ねる。

⑯顔への白布は，ご家族に確認をとったあと，希望があれば掛ける。

⑰遺体に使用した物品はビニール袋にまとめて処分する。

⑱寝具や室内の環境を整えたら，家族を迎え入れ，しばらくお別れの時間をとる。

⑲遺体をストレッチャーに乗せ，霊安室へ運ぶ。

⑤ 記載事項

①死亡時刻

②診断医師

③処置時刻

2 レベルⅡ 知識の例

①人生の最終段階における状態変化
②看取りに関する法規やガイドライン
- 医師法
- 「人生の最終段階における医療の決定プロセスに関するガイドライン」（厚生労働省 平成30年3月改訂）

3 レベルⅢ 知識の例

①人生の最終段階における苦痛の緩和
②臨死時（または看取りの場面）のケアの受け手や周囲の人々への配慮とコミュニケーションのとり方

b 実践（OJT） 看取りについてケアをしながら 考えてみよう！

1 レベルI 実践（OJT）

①自身の実践の場における，看取りの際の体制について理解する。

レベルI ナースの学習ポイント

▶ 看取りを行う際は，終末期看護基準・手順などに沿って，レベルII・IIIナースの指導を受けながらチームメンバーの一員として看護を提供する。

▶ 終末期にあるケアの受け手の援助を進める場合には，家族へのかかわりも大切にする。

レベルII・IIIナースの指導ポイント

　▶ レベルII・IIIナースは，ケアの受け手の苦痛を緩和するための援助する場面を，できる限りレベルI ナースと共有するように心がける。

　▶ 苦痛が強いケアの受け手の援助を行う場合，レベルI ナース一人でケアを行うことがないように，常に支援する。

　▶ レベルI ナースが，終末期にあるケアの受け手の家族とかかわる場合には，レベルII・IIIナースもできるだけ同席し，家族の様子を把握する。

2 レベルII 実践（OJT）

①事例を用いて，人生の最終段階における状態変化を理解する。

②事例を用いて「人生の最終段階における医療の決定プロセスに関するガイドライン」に沿ったケアの実施について確認する（厚生労働省 平成30年3月改訂）。

3 レベルIII 実践（OJT）

①事例を用いて，人生の最終段階における苦痛の緩和を実施する。

②臨死期のケアの受け手の尊厳を守り，周囲の人々の心情に配慮したケアや声かけを実施する。

V 部

組織的役割遂行能力

A　目標管理

a　知識の例　目標管理に必要な知識

1　レベルⅠ　知識の例

①目標管理とは
②組織目標と個人目標との関連
③個人目標の設定の方法

1　目標管理とは

組織と個人を結びつけ，その果たすべき目標を共有し連携させていくための手法である。

2　組織目標と個人目標との関連

1｜組織とは

目標・目的を達成するために人や物で形づくられている秩序のある全体

2｜病院・施設の理念・基本方針

①病院・施設の理念・基本方針を確認する。
②病院・施設の年度目標を確認する。
③看護部・介護部の年度目標を確認する。
④部署の年度目標を確認する
⑤「①～④」をもとに年度の個人目標を設定する。

3　個人目標の設定の方法

①SMART 法を意識し以下のようなことから考えると，目標が立てやすい。

- チームのためになる目標
- 自分自身の成長につながる目標

● ケアの受け手・利用者や病院・施設のためになる目標

② SMART 法とは，以下の頭文字をとったものである。

● Specific：具体的である（誰が，いつまでに，どうやって，どうなりたいか明確にする）

● Measurable：測定可能である（経過が明確になるように数値化する）

● Achievable：達成可能である（実現可能な目標にする）

● Relevant：関連性があり妥当である内容（達成したい成果を明確にする）

● Time-bound：期日が明確である（期限を決める）

［事例］

「真剣にダイエットする」→×

「毎日 5 km のジョギングをして 4 月15日までに体重を 3 kg 落とす」→○

2 レベルⅡ ［知識の例］

① 現状分析の方法
② 演習

1 ｜ SWOT分析とは

　組織のビジョンや戦略を立案する際に使用する現状分析の方法である。個人に置き換えることも可能である（**表1**）。SWOT シートを**表2**に示す。

S：Strength（強み）

W：Weakness（弱み）

O：Opportunity（機会）

T：Threat（脅威）

表1 ● SWOT 分析のカテゴリー

強み（S）	他部署に比べて，自部署の優れているところ，秀でているところ，よいところ，さらに成長・強化させるところ **長所**
弱み（W）	他部署に比べて自部署の劣っているところ，悪いところ，課題とするところ，改善やレベルを上げなければならないところ **短所**
機会（O）	どのような機会があるのか，部署を成長させる機会になるのか **好機・追い風**
脅威（T）	どのような脅威があるのか，部署の成長を妨げる存在を脅かす要因となるのか **逆風・逆境**

	強み（S）	弱み（W）
内部環境		
	機会（O）	脅威（T）
外部環境		

表2 ● SWOT分析シート

（佐藤美香子：看護管理実践計画書標準テキスト―職場を改善する課題解決術．p118．日総研，2016．より）

2 | クロスSWOT分析（表3）

　内部環境に対して外部環境をクロスすることで，「強み」を引き出し，「弱み」を克服するためのツールである。

①強み×機会：積極的戦略　強みを強化し機会をとらえる戦略

②強み×脅威：差別化戦略　強みを強化し脅威に備える戦略

二次元展開法

			外部環境	
高い			機会（O）	脅威（T）
	クロスSWOT分析			
			SO戦略（積極的戦略）	ST戦略（差別化戦略）
緊急度		強み（S）	強化する⇒強み × 機会	差別化する⇒強み × 脅威
	内部環境		強みを強化し，機会を最大限にとらえる	強みを強化し，脅威を最小限にする
			WO戦略（弱み克服策）	WT戦略（最悪事態回避・撤退）
		弱み（W）	チャンスをとらえる⇒弱み×機会	ダメージを阻止する⇒弱み×脅威
低い			機会を最大限に生かし，弱みを克服する	弱みを最小限にし，脅威に備える
	低い		重要度	高い

表3 ● クロスSWOT分析シート

（佐藤美香子：看護管理実践計画書標準テキスト―職場を改善する課題解決術．p126，日総研，2016．より）

③弱み×機会：弱み克服策　弱みを克服し機会をとらえる戦略

④弱み×脅威：最悪事態回避策または撤退　弱みを克服し脅威に備える戦略

3 | SWOT分析の具体例

[事例]

　急性期医療を提供しているケアミックス型の病院である。

　学習意欲が高い3〜4年目のスタッフが多く，新人の離職率も低い。グループ内には，病院・施設があり，クリニカルラダーに沿った教育システムがある。オンラインでの学習環境が整っており，院内外の研修にも参加しやすい。

　1年前から整形外科の医師と救急専門の医師が入り，手術件数や超過勤務時間の増加，救急受け入れ件数の増加などがあり，家庭との両立が困難という5年目以降の中堅スタッフの離職率（15%）が高い。看護部全体として教育できる中堅スタッフの人材が不足している。将来，近隣に700床を超える大学病院の建設が予定されている。

　SWOT分析シートを用いて現状分析を行った（**表4**）。

	強み（S）	弱み（W）
内部環境	急性期医療を提供するケアミックス型の病院	忙しすぎて家庭との両立が困難
	3〜4年目のスタッフが多く学習意欲が高い	5年目以降のスタッフの離職率（15%）が高い
	新人看護師の離職率が低い	看護部全体の中で教育できる中堅スタッフの人材が不足
	院内教育システムが充実している	
	外部講師による研修（オンライン）を受ける環境が整っている	
	機会（O）	脅威（T）
外部環境	大学病院との連携を取ることで患者獲得の機会になる	少子化による看護師不足が加速する
		近くに建設予定の大学病院の存在
		看護師の転職の恐れ
		患者数の減少に伴う経営状態の悪化

表4 ● SWOT分析の具体例

4 | BSC（バランスト・スコアカード）（図1）

● 病院の理念（自部署）を具現化し，環境変化に対応して病院経営（自部署の目標）を効率的・効果的に行うためには，中長期目標での達成を目指すビジョンを設定し，経営資源を最適化する必要がある。

● SWOT分析とクロスSWOT分析を行って，課題を抽出し戦略テーマと戦略目標を設定する。

● 目標達成に向けたPDCAサイクルを回すための仕組みである。

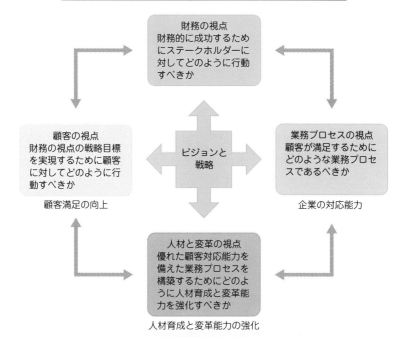

バランスト・スコアカード（BBC）とは，財務，顧客，業務プロセス，学習と成長という4つの視点から，経営戦略を日常業務の具体策へ落とし込み，これを評価していく業績評価システムをいう

財務の視点
財務的に成功するためにステークホルダーに対してどのように行動すべきか

ビジョンと戦略

顧客の視点
財務の視点の戦略目標を実現するために顧客に対してどのように行動すべきか

顧客満足の向上

業務プロセスの視点
顧客が満足するためにどのような業務プロセスであるべきか

企業の対応能力

人材と変革の視点
優れた顧客対応能力を備えた業務プロセスを構築するためにどのように人材育成と変革能力を強化すべきか

人材育成と変革能力の強化

図1 ● 4つの視点に支えられたバランスト・スコアカード（BSC）

（吉川武男：バランス・スコアカード入門―導入から運用まで．p3，生産性出版，2001．より）

3 レベルⅢ 知識の例

①キャリア開発と目標設定
②演習

1 | 将来を左右する3つの課題（図2）

　看護師としてキャリアを考える際，Will・Can・Mustを意識しながら検討する。

　まず，自分がやりたいと考えていることと，現在勤務している組織の理念・基本方針などの方向性に重なる部分があることが望ましい。また，自分の分析を進めながら，「今の自分にできることは何か」という視点も忘れずに検討することも必要となる。現在置かれている状況なども考慮しながら，何を優先するのか明確にしていく。憧れや流行などだけで選択してしまうことは，看護師としてのキャリアを積み重ねる上でと

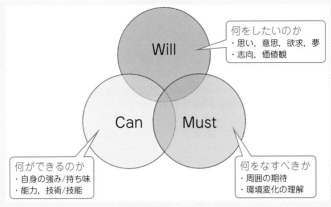

図2 ● 将来を左右する3つの課題

【図中のテキスト】

Will
何をしたいのか
・思い，意思，欲求，夢
・志向，価値観

Can
何ができるのか
・自身の強み/持ち味
・能力，技術/技能

Must
何をなすべきか
・周囲の期待
・環境変化の理解

ても大きなリスクとなるため，自分が看護師として成長できる職場はどこなのかという視点をもち，Will・Can・Mustを意識しながら検討する。

b 実践（OJT） 目標管理について ケアをしながら考えてみよう！

1 レベルⅠ 実践（OJT）

①組織の一員として，目標管理の手法を用いて個人目標を設定することができる。

┌─────────────────────────────────────┐
│ **レベルⅠナース**の**学習ポイント** │
└─────────────────────────────────────┘

▶ 自分自身が所属している病院・施設の組織図を理解する。

▶ 自分自身がが配属されている部署の位置づけを説明できるようにする。

▶ 自分自身が業務を進めるうえで，組織内のルールを守ることができるようにする。

┌─────────────────────────────────────┐
│ **レベルⅡ・Ⅲナース**の**指導ポイント** │
└─────────────────────────────────────┘

▶ レベルⅡ・Ⅲナースは，レベルⅠナースが配属されている部署内において，組織の ルールが守れるように，自分自身の行動の理由を適宜説明するように心がける。

▶ 看護単位・チーム単位のルールや，看護部組織内の指示命令系統などについて，レ ベルⅠナースが理解できるように適宜説明する。

▶ 日々の出来事の場面を共有し，レベルⅠナースが自分自身の行動を振り返ることが できるように，指導的にかかわる。

2 レベルⅡ 実践（OJT）

①自己分析の結果をもとに個人目標を設定し取り組むことができる。

┌─────────────────────────────────────┐
│ **レベルⅡナース**の**学習ポイント** │
└─────────────────────────────────────┘

① SWOT 分析をする。

② 看護部・介護部目標，部署目標を確認したうえで，個人目標を設定する（自施設の 目標管理シートを使用）。

3 レベルⅢ 実践（OJT）

① 自己分析した結果をもとに，看護部目標・部署目標を踏まえた個人目標の設定を行 うことができる。

① SWOT 分析をする。

②「①」をもとにクロス SWOT 分析をする。

③「①②」をもとに看護部・介護部目標，部署目標を踏まえた個人目標を設定する（自施設の目標管理シートなどを使用）。

B メンタルヘルス

a 知識の例 メンタルヘルスに必要な知識

1 レベルⅠ 知識の例

①ストレスマネジメント

②セルフケア

1 ストレスマネジメント

①ストレスから身を守るためにストレスを自分自身でコントロールする。

②ストレスも自分自身で調整することができる。

③仕事を効率的に回すためにも必要な要素といわれている。

2 セルフケア

（1）自分で気づくポイントを知ろう

　自分自身の内的な変化をとらえる視点を知ろう。

- 憂うつな気分
- 沈んだ気分
- 何事にも興味が湧かず，楽しくない。
- 疲れやすく，元気がない。
- 寝つきが悪くて，朝早く目が覚める。
- 食欲がなくなる。

（2）セルフケアのポイント

　①自分自身の心の健康状態に関心をもち，ストレスに早めに気づいて対処する。

　②自分自身に合ったストレスのセルフコントロール方法を見つける。

　③過剰なストレスに気づいたら，身近な人（同僚・上司・家族など）や，専門家に早めに相談する。

（3）周囲と調和を図るポイント

- **新人が身につけたい「20の行動」** [1]

　①あいさつをする

②返事をする

③反応をする

④メモをとる

⑤確認する

⑥質問する

⑦調べる

⑧学習する

⑨観察する

⑩考える

⑪先輩の行動をまねする

⑫ほうれんそう（報告・連絡・相談）をする

⑬しっかりとした言葉を使う

⑭感謝をする

⑮お礼をする

⑯お詫びをする

⑰体調の管理をする

⑱表情の管理をする

⑲ストレスの管理をする

⑳ PDCA を回す

2 レベルⅡ 知識の例

①認知

②コントロール感覚

③コミュニケーション

1 認知の力を高めよう

　「認知」とはものの考え方や受け取り方のことで，人それぞれ特徴や傾向がある。ストレス反応を強めやすい思考パターンの例を**表 1** に示す。

2 コントロール感覚

①自分自身が今，何に悩んでいるのか。

②解決法として何があるのか。

③別の考え方はないか。

表1 ● ストレス反応を強めやすい思考パターンの例

思考パターン	傾　向
全か無か思考	「失敗をしない完璧な自己像」をもっている人が，うまくいかなかったとき，「完全に失敗した」と考えてしまう。また，人や物事を二者択一で決めつけてしまう。
心のフィルター	他人の行動をすべて悪い方に解釈し，自己嫌悪を引き起こす過去の出来事にこだわってしまう。
すべき思考	その基準に合わないと自己嫌悪に陥ったり，他人の行動にがっかりしたり，裏切られたように感じてしまう。
マイナス思考	自分で悪い見通しを立てて，その通り失敗したら，マイナスの考えをますます信じてしまう。
拡大解釈と過小評価	自分の悪い所や失敗は必要以上に大きく解釈し，自分の良い所や成功は極端に過小評価してしまう。
レッテル貼り	間違った認知に基づいて，完全にネガティブな自己イメージをつくってしまう。
結論の飛躍	証拠が少ないのに「そうに違いない」と信じ込み，相手の断片的な言動で，その人がどう思っているのかを決めてしまう。
個人化	関係のない出来事でも，必要以上に自分に責任があると考えてしまう。

（武用百子：看護現場のメンタルヘルス支援ガイド．p113，日経BP社，2016．より）

3 | コミュニケーション

- 家族・友人・先輩・後輩・同僚・上司・部下などに相談する。
- 辛いときや困ったときに相談する。
- 伝えたいことがあるときは素直に気持ちや状況を打ち明け，意見や手助け，助言を求める。
- 自分を信じ，ありのままを受け入れると同時に，相手のことも認め受け入れる。

③ レベルⅢ 知識の例

①ラインケアの理解
- 職場環境等の把握と改善
- メンタル不全者の発見

1 | 職場環境などの把握と改善

①過剰な負担を軽減する。
- 業務量分担のばらつきをなくす。

- 業務の負担を軽減する。
- 各メンバーの業務の現状を知る。

2│メンタル不全者の発見

①日常的にメンバーの行動や言動に注意する。

(1) 仕事面の変化

- 遅刻・早退・欠勤が増える。
- 無断欠勤する。
- ミスの増加・能率の低下
- 積極性・自発性の低下　など

(2) 様子の変化

- 元気がなくなる。
- 会話が減る。
- 感情のアップダウンが目立つようになる。
- 服装の乱れ
- 表情の豊かさがなくなる。
- 単調な話し方になる。　　など

＊気になることがあれば，早めに上司や先輩に相談しよう。

b ［実践（OJT）］ **メンタルヘルスについて ケアをしながら考えてみよう！**

1 レベルⅠ ［実践（OJT）］

①ストレスマネジメントについて理解できる。

②セルフケアの方法を理解できる。

レベルⅠナース**の学習ポイント**

▶ 自分自身のストレスについて考えてみる。ストレスの徴候が現れている場合には，先輩や同僚に申し出ることができ，自らの抱えるストレスに対処できるようにする。

▶ 自身にストレスが強いと感じている場合，セルフケアの方法を用いてストレスを軽減できるようにする。

> ### レベルⅡ・Ⅲナースの指導ポイント

- ▶ レベルⅡ・Ⅲナースは，レベルⅠナースの様子を注意深く観察し，ストレス反応が出ている場合には，レベルⅠナースとの面談の場を設けるなど配慮する。
- ▶ レベルⅠナースのストレス反応が表面化している場合には，速やかに上司・先輩に報告し適切に対応する。

2 レベルⅡ 実践(OJT)

①セルフケアの方法を理解し自己管理ができる。

> ### レベルⅡナースの学習ポイント

- ▶ 職業性ストレス簡易調査票（57項目）（**表2**）を用いて自己管理を行う。
①セルフケアの方法を理解し自己管理ができる。
  - ・職業性ストレス簡易調査票（57項目）（**表2**）を用いる。

3 レベルⅢ 実践(OJT)

① ラインケアの効果について理解できる。

> ### レベルⅢナースの学習ポイント

- ▶ 自分自身のストレスについて見つめ直す機会をつくるとともに，ストレスの徴候が現れている場合には，上司，先輩，同僚に相談することができ，自らの抱えているストレスに対処できるようにする。
- ▶ 自身にストレスが強いと感じている場合，セルフケアの方法を用いてストレスを軽減する。

[文献]

1）奥山美奈：これでワンランクUP! 相手も自分も責めないコミュニケーション術（第42回）立派な社会人に育てよう 新人に身につけさせたい「20の行動」．看護 72（7）：92-94，2020.

表 2 ● 職業性ストレス簡易調査票（57 項目)（厚生労働省）

職業性ストレス簡易調査票（57 項目）

A　あなたの仕事についてうかがいます。最もあてはまるものに○を付けてください。

		そうだ	まあそうだ	ややちがう	ちがう
1.	非常にたくさんの仕事をしなければならない	1	2	3	4
2.	時間内に仕事が処理しきれない	1	2	3	4
3.	一生懸命働かなければならない	1	2	3	4
4.	かなり注意を集中する必要がある	1	2	3	4
5.	高度の知識や技術が必要なむずかしい仕事だ	1	2	3	4
6.	勤務時間中はいつも仕事のことを考えていなければならない	1	2	3	4
7.	からだを大変よく使う仕事だ	1	2	3	4
8.	自分のペースで仕事ができる	1	2	3	4
9.	自分で仕事の順番・やり方を決めることができる	1	2	3	4
10.	職場の仕事の方針に自分の意見を反映できる	1	2	3	4
11.	自分の技能や知識を仕事で使うことが少ない	1	2	3	4
12.	私の部署内で意見のくい違いがある	1	2	3	4
13.	私の部署と他の部署とはうまが合わない	1	2	3	4
14.	私の職場の雰囲気は友好的である	1	2	3	4
15.	私の職場の作業環境（騒音，照明，温度，換気など）はよくない	1	2	3	4
16.	仕事の内容は自分にあっている	1	2	3	4
17.	働きがいのある仕事だ	1	2	3	4

B　最近 1 か月間のあなたの状態についてうかがいます。最もあてはまるものに○を付けてください。

		ほとんどなかった	ときどきあった	しばしばあった	ほとんどいつもあった
1.	活気がわいてくる	1	2	3	4
2.	元気がいっぱいだ	1	2	3	4
3.	生き生きする	1	2	3	4
4.	怒りを感じる	1	2	3	4
5.	内心腹立たしい	1	2	3	4
6.	イライラしている	1	2	3	4
7.	ひどく疲れた	1	2	3	4
8.	へとへとだ	1	2	3	4
9.	だるい	1	2	3	4
10.	気がはりつめている	1	2	3	4
11.	不安だ	1	2	3	4
12.	落着かない	1	2	3	4
13.	ゆううつだ	1	2	3	4
14.	何をするのも面倒だ	1	2	3	4
15.	物事に集中できない	1	2	3	4
16.	気分が晴れない	1	2	3	4
17.	仕事が手につかない	1	2	3	4
18.	悲しいと感じる	1	2	3	4
19.	めまいがする	1	2	3	4
20.	体のふしぶしが痛む	1	2	3	4
21.	頭が重かったり頭痛がする	1	2	3	4
22.	首筋や肩がこる	1	2	3	4
23.	腰が痛い	1	2	3	4
24.	目が疲れる	1	2	3	4
25.	動悸や息切れがする	1	2	3	4
26.	胃腸の具合が悪い	1	2	3	4
27.	食欲がない	1	2	3	4
28.	便秘や下痢をする	1	2	3	4
29.	よく眠れない	1	2	3	4

V部

組織的役割遂行能力

Ⓑ メンタルヘルス

表 2 ● （つづき）

C　あなたの周りの方々についてうかがいます。最もあてはまるものに○を付けてください。	非常に	かなり	多少	全くない
次の人たちはどのくらい気軽に話ができますか？				
1.　　上司………………………………………………………………………	1	2	3	4
2.　　職場の同僚……………………………………………………………	1	2	3	4
3.　　配偶者，家族，友人等……………………………………………	1	2	3	4
あなたが困った時，次の人たちはどのくらい頼りになりますか？				
4.　　上司………………………………………………………………………	1	2	3	4
5.　　職場の同僚……………………………………………………………	1	2	3	4
6.　　配偶者，家族，友人等……………………………………………	1	2	3	4
あなたの個人的な問題を相談したら，次の人たちはどのくらいきいてくれますか？				
7.　　上司………………………………………………………………………	1	2	3	4
8.　　職場の同僚……………………………………………………………	1	2	3	4
9.　　配偶者，家族，友人等……………………………………………	1	2	3	4

D　満足度について	満足	まあ満足	やや不満足	不満足
1.　　仕事に満足だ…………………………………………………………	1	2	3	4
2.　　家庭生活に満足だ……………………………………………………	1	2	3	4

VI部

教育・研究能力

A 継続教育

1 レベルⅠ 知識の例

①新人看護職員研修体制と研修計画
②看護輝度教育における到達目標と到達度

1 新人看護職員研修体制と研修計画

1 新人看護職員研修の基本的な考え方

　看護は，人間の生命に深くかかわる職業であり，ケアの受け手の生命，人格および人権を尊重することを基本とし，生涯にわたって研鑽されるべきものである。新人看護職員研修は，看護実践の基礎を形成するものとして，重要な意義を有する。新人看護職員を支えるためには，直接指導に携わる職員だけでなく，周囲の全職員が新人看護職員に関心をもち，皆で育てるという組織文化を醸成することが重要である。

　2014年に厚生労働省が公表し努力義務化された「新人看護職員研修ガイドライン【改訂版】」では，新人看護職員を支援し，周りの全職員が共に支えあい成長することを目指している。

2 新人看護職員としての学ぶ姿勢

● 看護場面を共有することで看護実践力を磨く
  ● 新人看護職員（成人学習者）にとって，"経験"を通じた学びは貴重な学習資源になるといわれている。
  ● 新人看護職員が看護について理解し，ケアの受け手のニーズをとらえる力や判断する力，ケアする力を身につけるためには，ケアの受け手と直接的にかかわる経験を重ねると共に，その場面の振り返りを通じて，次の看護実践につなげるというサイクルを回すことが必要である。
  ● 指導者もまた，指導という経験を通じて指導力を高めていくので，新人看護職員は指

導者と積極的にコミュニケーションをとりながら学習を進めるようにする。

2 看護基礎教育における到達目標と到達度

1 看護実践能力の到達目標

- 看護職員として必要な基本姿勢と態度　16項目
- 技術的側面：看護技術　70項目
- 管理的側面　18項目→合計104項目

これらの到達目標の達成に向けて，各病院・施設で準備されている（例）「看護技術チェックリスト」などを用いて，偏りなく経験できるように，計画的かつ主体的に取り組む。

2 レベルⅡ　知識の例

①新人看護職員研修における実地指導者の役割
②新人看護職員が陥りやすい研修上の問題や困難とその理解方法

1 新人看護職員研修における実地指導者の役割（図1）

（1）研修体制における役割

❶新人看護職員

免許取得後に初めて就労する看護スタッフのことをいう。自立して個人の今後の目標を定め，主体的に研修に参加することが期待される。

❷実地指導者

実地指導者は新人看護スタッフに対して，臨床実践に関する実地指導，評価などを行う者である。看護スタッフとして必要な基本的知識・技術・態度を有し，教育的指導ができる者であることが望ましい。実地指導者の配置は，新人看護スタッフに対し継続的に指導を行う1人の指導者を配置する方法や，各新人看護スタッフに対し，複数の指導者が担当する方法，チームのなかで日々の指導者を配置する方法などがあり，部署の特性や時期によって組み合わせるなどの工夫を行う。

❸教育担当者

教育担当者は，看護部門の新人看護スタッフの教育方針に基づき，各部署で実施される研修の企画，運用を中心となって行う者であり，実地指導者への助言および指導，また，新人看護スタッフへの指導，評価を行う者である。看護スタッフの模範となる臨床実践能力をもち，チームリーダーとしての調整能力を有し，教育的役割を発揮できる者が望まれる。教育担当者の配置は各部署に1名とすることが望ましい。

❹研修責任者

　研修責任者は，施設および看護部門の教育方針に基づき，教育担当者，実地指導者および新人看護スタッフの研修プログラムの策定，企画および運営に対する指導および助言を行う者である。そして，研修責任者は，研修の企画・運営・実施・評価のす

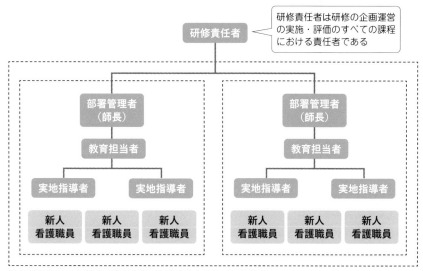

教育担当者⇒ ・各部署で新人研修の運営を中心となって行う者
　　　　　　 ・実地指導者への助言および指導，新人看護職員への指導・評価も行う。

図1 ● 研修体制における組織例

（厚生労働省：新人看護職員研修ガイドライン改訂版（平成26年2月）．https://www.mhlw.go.jp/file/06-Seisakujouhou-10800000-Iseikyoku/0000049466_1.pdf．より）

べての過程における責任者である。また，各部署の上司・先輩や教育担当者間の調整も含め新人看護職員研修全体を把握する。研修責任者の配置は，できる限り，各施設において1名配置することが望ましい。

（2）新人看護職員研修実施の背景

　2010年4月に「新人看護職員研修」が努力義務化された。これは，卒業時点でできること，知っていることと，現場で求められるものとのギャップに悩む新人看護師が多く，離職の原因にもつながっている現状があるからである。新人看護職員研修の狙いは，「個々の病院で新人看護師への卒後研修を充実させて離職を減らす」ことである。

（3）新人看護職員への対応

●指導場面の振り返り，意味づけを通じて指導力を高める

・経験した場面の振り返りや，意味づけを繰り返し行うことによって，効果的な指導方法を発見し実践に結びつける。

［例］ 具体的経験を振り返り，「うまくいった点／うまくいかなかった点」を明らかにし，一般的に行われている指導方法や，他の指導者や先輩の"経験知"と照らしあわせ見つめ直すことで，次の指導を考え実践する。そして，また指導場面を振り返るというサイクルを回す。

● **指導者一人が抱え込まず，組織全体で新人看護職員を育成する**

・周囲の協力を得ながら新人看護職員の指導を行う。

・責任感をもって新人看護職員を指導することはとても大切なことだが，負担が大きくなりすぎ，指導者が疲弊してしまわないよう，指導者一人が全責任を負うのではなく，組織全体で新人看護職員を育てる体制づくりが必要である。

・指導者だから，「間違ったことを言ってはいけない」「知らないことがあってはいけない」「わからないことやできないことがあるのは恥ずかしい」などと考えず，誰にでも「得意・不得意なこと」や，「自信があること・ないこと」があると考え，指導者自らも，新人看護職員と共に学ぶ姿勢をもつことが大切である。

---

2 ｜ 新人看護職員が陥りやすい研修上の問題や困難とその理解方法

「経験学習モデルを活用した振り返りシート」（p233）を用いる。

3 レベルⅢ 知識の例

①指導困難事例についてグループワークを行い，指導方法を考える。

b　実践（OJT）　継続教育について　ケアをしながら考えてみよう！

1　レベルⅠ　実践（OJT）

①新人看護職員として新人看護職員研修の基本的考えを理解する。

②自施設の教育システムを理解することができる。

レベルⅠナースの学習ポイント

▶ 自分自身が習得している看護技術と，習得できていない看護技術を理解し，（例）「看護技術チェックリスト」などに準じて，看護技術習得に向け取り組む。

▶ 所属している病院・施設において開催される，集合研修やOJT（職場内教育）に積極的に参加する姿勢をもつ。

▶ わからないことや，悩んでいることなどがある場合には，一人で抱え込まず，先輩や同僚に相談できるようにする。

▶ 「新人が身につけたい20の行動」（p278）を参考に，新人看護職員として相応しい行動がとれるよう心がける。

レベルⅡ・Ⅲナースの指導ポイント

▶ レベルⅡ・Ⅲナースは，レベルⅠナースの様子を注意深く観察し，問題の発生を早期に発見できるように心がける。また，学習上の問題が表面化した場合には，速やかに上司や先輩ナースに報告し適切に対応する。

▶ レベルⅡ・Ⅲナースは，レベルⅠナースのレディネスに応じて，指導方法や指導速度などを適宜修正する。

▶ レベルⅡ・Ⅲナースは，レベルⅠナースに対し，課題レポートなどの形で提出を求めず，実際の看護場面で説明を加えながら指導を行う。

2　レベルⅡ　実践（OJT）

①新人看護職員研修の基本的考えを理解する。

②看護技術チェックリストに則り指導ができる。

3 レベルⅢ 実践(OJT)

①クリニカルラダーレベルⅠ・Ⅱの看護職員に指導的にかかわることができる。

［文献］

1）佐藤みつ子（監），HANA研究会（著）：ハイパフォーマーな看護管理者の行動特性と管理者研修．p49，産労総合研究所出版部経営書院，2017．

B 看護研究

a 知識の例 看護研究に必要な知識

1 レベルⅠ 知識の例

①文章の書き方
②学会参加

1 文章の書き方

　看護研究を実践する前に，学会参加後の報告書の作成や事例発表などを通じて，文章を書く練習を行う。

● 目的
- 実践した看護についてまとめることで，自身の看護を振り返ることができる。
- 事例をまとめることで，自己の考えを文章に表すことができる。
- 看護研究に向けて研究的視点を学ぶことができる。

2 学会参加の心構え

❶ 看護研究発表
- 抄録を前もって読んでおく。
- 社会人としての行動や服装を心がける。
- 学びたいという気持ちを大切に。

❷ 研究発表に参加する効果
- 新しい知識・技術などを得ることができる。
- 意見交換を行うことができる。
- 自分たちの取り組みと比較することができる。
- 発表方法などを学ぶことができる。

●口演

　スライドやパワーポイントを用いて，制限時間の範囲内で，口頭でプレゼンテーションを行う。より多くの人に，研究成果を聞いてもらうことが可能である。

●ポスターセッション

　図説や示説ともいい，ポスターを貼って，まさに図などを使って説明する方法である。

　ある一定の期間にポスターを貼っておけば，好きな時間に好きなだけ研究結果を見てもらうことができる。

　口頭での説明を加えることも可能である。

　発表者と近い位置で意見交換ができる。

2 レベルⅡ　知識の例

　①看護研究への取り組み
　②看護研究の倫理的配慮について
　③文献検索と活用方法
　④研究計画書の作成

1 | 看護研究への取り組み

❶看護研究とは

- 物事を学問的によく調べ，考える。
- 疑問や問題を発見・解決する。
- 興味・関心の対象となる事象をもとに，より一般的な結論を導く過程をいう。
- 自分が興味・関心をもった事柄について，いろいろな角度から調べ，その結果，みんなが納得できるような答えを得る。
- 異なる事象の間の共通性を明らかにする過程をいう。

❷看護研究に取り組むまで[1]

- 研究テーマに興味・関心を抱く。
- 研究テーマに取り組みたいという気持ち（動機）が生じる。
- 自分が取り組む研究テーマを見定める（研究目的・対象）。
- 研究作業を進めるだけの準備ができているかどうかを確認する。
- 自分に足りないものを準備する。
- どの「方法」を使うかを決める。
- 何らかの「結果」を得る（成功体験）。
- 得られた結果の位置づけ（意味）を確認する（考察）。

- 新しい発見（独自性）を得る。
- 人に伝える（発表）。
- 再び（新しい視点で）研究に取り組む。

2 | 看護研究の倫理的配慮

❶看護研究における倫理的配慮とその記述方法
- 先行文献を調べて活用していますか？
- 研究フィールドや研究対象者を特定されないよう配慮していますか？
- 研究対象者の個人情報を保護していますか？
- 研究対象者への説明と自由意思による同意を得たことを記載していますか？
- 倫理審査委員会での承認を受けたことを記載していますか？
- 研究への参加によって対象者に負担や不利益がないように配慮したことを記載していますか？
- 著作権などの侵害がないように配慮していますか？
- 利益相反の有無について明記していますか？

[記載例] 倫理的配慮

　対象者には，研究の目的・方法および参加・拒否・途中中断は自由であること，プライバシーの保護への配慮を行い，研究で得られたデータは研究以外の目的で使用しない，個人が特定されないように統計処理を行うことを文書および口頭で説明し，同意の得られた者に対し研究を実施する。なお，本研究は○○病院倫理委員会の承諾を得て行う。

[記載例] 利益相反[2]

利益相反がある場合：本演題発表に関連して，過去1年間に△△社から研究者所属の看護部への委託研究費・奨学寄附金などの研究費，および個人的な講演謝礼を受けている。

利益相反がない場合：本演題発表に関連して開示すべき利益相反関係にある企業等はない。

3 | 文献検索と活用方法

❶文献の活用
　自分が研究しようとしている事象について，「これまでにどのようなことが明らかにされているのか」について知り，研究課題の焦点を絞るために活用する。

❷文献を読む視点
- 何が書かれているのか？
- どんな研究方法，研究手法が使われているのか？

- どんな研究結果だったのか？
  - ・自分たちの研究に使えそうなところはどこか？
  - ・はじめに・研究の背景が参考になるかも……
  - ・研究方法や分析手法が参考になるかも……
  - ・どこか改善できる部分があるかも……

❸**文献検索ツール**

- 最新看護索引（日本看護協会：JNA）：看護系和雑誌の文献データベース。JNA・会員ダイレクトに入会登録する（文献複写は有料である）。
- 日本看護関係文献集
- 医学中央雑誌刊行会
- 国立国会図書館雑誌記事索引
- PubMed®：外国雑誌の無料ダウンロードが可能。
- CINAHL：看護分野の海外文献データベース。会員制。

［文献の整理］

① No・題名・著者名・年・文献の概要

目的，雑誌名，巻，号，方法（対象・具体的な方法），ページ，結果，課題（意見）

②テーマと関連づけて読む場合，テーマと関連ある文献箇所を抜粋して記述する。

佐藤（2004）……　佐藤は，「……」[1] と述べている．　佐藤[2]は，……

［引用・参考文献の書き方：例］

① 雑誌の場合▶著者名：題名（副題），雑誌名，巻（号），ページ，西暦発行年

② 単行本の場合▶著者名：書名，版，発行所，発行地，西暦発行年，ページ

③ 編集図書の第1章の場合▶章の著者名：章の表題，単行本の書名，編者名，発行地，発行所，西暦発行年，章のページ

④ 翻訳書の場合▶原著者名：原著名（版），原著西暦発行年，翻訳者名，翻訳書名，翻訳書の引用ページ，翻訳書の発行所，翻訳書の西暦発行年

4 | 研究計画書の作成

❶**研究計画書とは：研究を進めるためのガイドとなるものである**

- 研究の目的：研究の目的が書かれる。
- 研究の背景：テーマにした題材の歴史的経緯や研究の価値が書かれる。
- 研究デザイン
  - ・調査期間
  - ・調査対象
  - ・方法：質的研究・量的研究
- 倫理的配慮

● 研究進行予定表

［例］11月〜12月　研究テーマの絞り込み

1月〜 2月　研究計画書の作成，研究課題の明確化

3月〜 6月　研究計画書に沿ってデータ収集開始（調査対象者への交渉など）

7月〜 8月　データ収集終了→データ分析開始

9月〜10月　分析終了，まとめの作業開始（抄録・発表原稿）

3 レベルⅢ　知識の例

①研究方法の種類
②抄録（論文）の構成と発表の仕方

1 研究方法の種類

1 質的記述研究

❶質的記述研究とは

　インタビューや参加観察などによって，記述的なデータを分析し，また解明されていない現象やプロセスを明らかにするものである。研究が行われていない領域を対象とする。明らかになっていない現象の傾向を知る場合に用いる。

❷方法

数値に置き換えられていない現象を明らかにする。

［例］グラウンデッド・セオリー・アプローチ，現象学的観察法，面接法，質問紙法，記録物分析，インタビュー，フィールドワークによる記述や，日誌・記録などの既存の資料を用いる。カテゴリを分類し抽出を繰り返す。

❸分析

他者の理論や手法をもとに分析を行う。また，自己の分析方法を開発する。

［例］KJ法，内容分析法，グラウンデッド・セオリー・アプローチ

❹結果

結果は「言葉」で表される。

2 量的記述研究

❶量的記述研究とは

　代表的なものに，人口動態調査や世論調査などがある。実験的操作を行わずに自然状況を観察し，何が生じているかを探求して，集団の状況に関する情報を記述する方

法である。測定や調査をしてデータを収集し，統計的手法を用いて分析し，現象と現象の関係を明らかにする。

❷方法

数値に置き換えることのできるもの（バイタルサイン，身長，体重，血糖値，生活満足度など）を使用し，測定・観察を行い，データを収集する。

[例] 質問紙法，非参加型観察，生体・環境情報の観察

❸分析

表計算ソフト：Excel

統計解析ソフト：SAS　多彩な解析が可能

　　　　　　　　SPSS　代表的な統計解析ソフト。米国で開発

2　抄録（論文）の構成

1 | 研究目的

何のために研究するのか。また，この研究によって「何を」「どの程度明らかにしたい」のかということを明確にする。研究の意義を明確にする。

❶独立変数と従属変数間の関係性を模索する（現在の疑問について知る）

[例] 関係探索型研究＝実態調査

❷独立変数と従属変数間の関連を明らかにする（変数間に関係があるかどうかを知る）

[例] 関連検証型研究＝調査研究

● 変数とは

・研究によって測定される要因，属性などすべてを変数という。

・独立変数（説明変数）：原因（影響を与える方の変数）をいう。

・従属変数（目的変数）：結果（影響を受けている方の変数）をいう。

2 | 研究方法・結果

前掲「1　研究方法の種類」参照。

3 | 考察

①結果の相互の関連を説明・解釈する。

[例] Aの結果，Bの結果，Cの結果，相互の関連性について説明・解釈する。

②仮説との関係について立証する。

③既存の文献と比較・照合する。同じ結果なのか，違う結果なのかを明確にすると共に，結果の裏付けを行う。

④研究目的に照らしあわせて，得られた研究結果の意味を明確にする。

⑤自説と他説を明確に区別する（自説：新しい知見）。

⑥推論・意見を事実と混同しないように注意する。結果から得られた事実のみを記述する。

4 | 結論

①研究で明らかになったことを記述する。すでに明らかになっている一般的な理論は，繰り返し記述しなくてもよい。

②本研究で得られた研究結果の要点をまとめる。

③箇条書きの形式で記述してもよい。

④簡潔明瞭に記述する。

5 | 本研究の限界・今後の課題

①本研究で明らかにした範囲と程度を述べる。

- 対象者の範囲は適切であったか。
- 対象者数は適切であったか。
- 研究方法の選択は適切であったか。

②残された課題について具体的に述べる。

b 実践(OJT) 看護研究について ケアをしながら考えてみよう!

1 レベルⅠ 実践(OJT)

①看護研究に取り組む必要性について理解できる。

②文章のまとめ方がわかる。

レベルⅠナースの学習ポイント

▶ 看護研究やケーススタディなどを通して,研究の必要性や文章のまとめ方を学ぶ。

　[例]

　①目的

　②対象

　③看護の実際

　④考察

　⑤今後の課題

レベルⅡ・Ⅲナースの指導ポイント

▶ レベルⅡ・Ⅲナースは,レベルⅠナースが取り組んでいる過程を通して,看護研究のおもしろさや楽しさを伝えるよう心がける。

　● 新しいことの発見

　● 新しいことをつくる

　● 人々の役に立つ

　● 社会の役に立つ

　● 自分の研究から新しくつくられた知識によってケアの受け手の役に立つことがあるかもしれない　など

2 レベルⅡ 実践(OJT)

①看護研究の基礎知識を身につけ,看護研究のプロセスについて理解できる。

3 レベルⅢ 実践(OJT)

①看護研究チームの一員として参画することができる。

Ⅵ部

教育・研究能力

B 看護研究

299

［文献］

1）秋ゆたか（著）：サクサク看護研究．中山書店，2006．
2）日本看護協会：第51回（2020年度）日本看護学会実施要項．2020．
3）南裕子（編）：看護における研究．日本看護協会出版会，2008．

看護クリニカルラダー
レベル到達のための
学習内容

到達目標：基本的な看護手順に従い必要に応じ助言を得て看護を実施する

項目	行動目標	学習目標	項目	知識の例	実践（OJT）
ニーズをとらえる力 看護実践における技術的側面	助言を受けながらケアの受け手に必要な精神的、社会的、身体的、スピリチュアルな側面から必要な情報収集ができる	1. 助言を受けながら、ケアの受け手の安全・安楽に関する視点が理解できる 2. ケアの受け手に必要な情報収集の4つの側面と、基本的な収集方法が理解できる 3. 生命の危機的状態を把握するためのアセスメント方法が理解できる 4. 入手したケアの受け手の情報について、守秘義務の遵守・保護の遵守のもと、取り扱う重要性が理解できる	身体面 （疾患や障がい）	① 呼吸器系・循環器系・消化器系・中枢神経系の解剖生理とフィジカルアセスメント技術 ② 新人看護職員研修ガイドラインにおける【生体機能管理技術】 ・バイタルサインの観察と解釈 ・身体計測 ・静脈血採血と検体の取扱 ・採尿、尿検査の方法と検体の取扱 ・血糖値測定と検体の取扱 ・心電図モニター・12誘導心電図の装着・管理 ・パルスオキシメーターによる測定 ③ 身体機能の評価 ④ 意識レベルの評価・脳神経失調症状	① 身体面（疾患や障がい）に関する情報収集方法について、以下を実施する ・ケアの受け手の年齢や状況に応じ、反応をみながら訴え・症状を確認する ・助言を得ながらフィジカルアセスメントを実施し、報告をする ・記録や報告・カンファレンスなどから既往症・現病歴・腰痛・腹痛内容・医療的処置・疾患や障がいの状況の整理をする ② 身体面について、観察やデータに基づき正常・異常の判断をする
	ケアの受け手の状況から緊急度をとらえることができる		身体面 （生活）	① 日常生活自立度 ② 以下の日常生活行動に関する基本的なニーズ ・環境 ・食事 ・排泄 ・活動・休息 ・清潔・衣生活援助 ・呼吸・循環 ・苦痛・安楽 ③ コミュニケーション機能の把握	① 身体面（生活）に関する情報収集方法について、以下を実施する ・ケアの受け手の行動や言動、表情から、安全・安楽の状況について助言を得ながらアセスメントする ・ケアの受け手の生活に関する基本的なニーズに関する情報を、本人や他者から得る ・記録や報告・カンファレンスなどから、基礎情報を得る ② 助言を得ながら疾患や障がいによる日常生活上の留意点を挙げる ③ ケアの受け手を生活者としてとらえる視点に気づく

精神面	①認知機能の評価 ②精神面のニーズのとらえ方の視点 ・健康状態・疾患・症状や治療への理解 ・精神的に不安定な反応や症状 ・性格	①精神面に関する情報収集方法について、以下を実施する ・言動から、認知機能を評価する ・言動や表情から、基本的なニーズに関する情報を得る ・記録や報告・カンファレンスなどから、情報を得る ②ケアの受け手の精神面に関する情報を、助言を得ながら整理する ③ケアの受け手自身の現状に対する認識を把握する
社会面	①社会的ニーズのとらえ方の視点 ・家族構成・家族関係・キーパーソン ・家族のサポート ・経済的な情報（経済状況、医療費負担状況） ・社会的役割（職業、就業状況） ・その他他者との関係・交流	①社会面に関する情報収集方法について、以下を実施する ・本人に確認しながら基礎情報を得る ・記録や報告・カンファレンスなどから、基礎情報を得る ②ケアの受け手の社会面に関する情報を、助言を得ながら整理する
価値観や信条の側面（スピリチュアルな側面）	①価値観や信条、QOLの側面のニーズのとらえ方の視点 ・趣味や好きなこと ・大切にしているもの、価値観や習慣 ・気がかりや関心/気持ちの状態 ・これまでの人生の経過 ・生活状況 ・周囲との関係性	①価値観や信条の側面に関する情報収集方法について、以下を実施する ・ケアの受け手の生活状況や生活史、家族背景、病状経過を知る ・言動や表情から、ケアの受け手が大切にしているものに関する情報を得る ・記録や報告・カンファレンスなどから、情報を得る ②ケアの受け手の価値観や信条の側面に関する情報を、助言を得ながら整理する

レベルⅠ　学習内容(2/5)

到達目標：基本的な看護手順に従い必要に応じ助言を得て看護を実施する

項目	行動目標	学習目標	項目	知識の例	実践（OJT）
ニーズをとらえる力	指導を受けながら看護手順に沿ったケアが実施できる		ケアの受け手の全体像	①身体的、精神的、社会的、スピリチュアルな側面とそれぞれの関連性	①助言を得ながら、ケアの受け手のニーズを身体的・精神的・社会的・スピリチュアル面の4側面で整理する ②助言を得ながら、ケアの受け手のニーズのうち、もっともケアが必要なニーズを挙げる ③断片的であっても、ケアの受け手の置かれている現在の状況を把握する ④ケアの受け手の情報について、守秘義務の遵守、個人情報の遵守のもとに取り扱う
ケアする力	指導を受けながら、ケアの受け手に基本的な援助ができる	1. ケアの受け手本人や家族の意向に配慮しながら、新人看護職員研修ガイドラインの基本的な看護技術項目を、助言を受けながら安全に正確に実践することができる	ケアの改善	①新人看護職員研修ガイドラインにおける［管理的側面についての到達目標］ ②ケアの記録	①新人看護職員研修ガイドラインにおける［管理的側面についての到達目標］に基づきケアを実施する ②自身の実施したケアに責任をもってケアの受け手の反応を確認する ③実施したケアの過不足や問題点を見出す ④看護記録の目的・意義を理解を得ながら基礎情報、看護計画、経過記録、看護サマリーを記載する
	指導を受けながら、基本的な看護手順やガイドラインに沿って、基本的な看護技術を用いて看護援助ができる	2. ケアの受け手の安全を確保する手順を遵守するための基本的な行動ができる	ケアの提供	①新人看護職員研修ガイドラインにおける［環境調整技術］ ・療養生活環境調整 ・ベッドメーキング ②新人看護職員研修ガイドラインにおける［食事援助技術］ ・食事介助 ③新人看護職員研修ガイドラインにおける［排泄援助技術］ ・自然排尿・排便援助	①基本的な日常生活援助技術を、助言を得ながら安全に実施する ②ケアの受け手の意向を配慮して、基本的な日常生活援助技術を実施する ③助言を得ながら、ケアの受け手のニーズに沿った症状・生体機能管理技術を実施する ④記録や口頭確認から、ケアの受け手に提供されている日常生活援助技術の実施方法を把握する

④新人看護職員研修ガイドラインにおける【活動・休息援助技術】
・歩行介助・移動の介助・移送
・体位変換

⑤新人看護職員研修ガイドラインにおける【清潔・衣生活援助技術】
・清拭
・洗髪
・口腔ケア
・入浴介助
・部分浴・陰部ケア・おむつ交換
・衣生活支援，整容

⑥新人看護職員研修ガイドラインにおける【循環を整える技術】
・呼吸・循環入療法
・吸引
・体温調整

⑦新人看護職員研修ガイドラインにおける【創傷管理技術】
・褥瘡の予防

⑧新人看護職員研修ガイドラインにおける【与薬の技術】
・経口薬の与薬，外用薬の与薬，直腸内与薬

⑨新人看護職員研修ガイドラインにおける【苦痛の緩和・安楽確保の技術】
・安楽な体位の保持

3．一次救命処置を修得することができる
1) 急変時に周囲への応援要請の方法が理解できる
2) 救命救急の処置が必要な患者へのケアが指導を受けながらできる

4．ケア提供に責任をもってケアの受け手の反応を確認する

5．記録にふさわしい正しい用語や適切な表現が理解できる

レベルⅠ　学習内容(3/5)

到達目標：基本的な看護手順に従い必要に応じ助言を得て看護を実施する

項目	行動目標	学習目標	項目	知識の例	実践（OJT）
ケアする力 看護実践における技術的側面			安全	①医療安全体制の理解 ②インシデント・アクシデントレポートの作成意義と報告手順 ③新人看護職員研修ガイドラインにおける【安全確保の技術】 ・誤薬防止の手順に沿った与薬 ・患者誤認防止策の実施 ・転倒転落防止策の実施 ④ハラスメント	①医療安全の基礎および院内の医療安全体制を理解することができる ②よくある事故事例から、予防のために自身の看護のために具体的に気をつける方法を理解する ③暴言・暴力・ハラスメントに気づき報告する
			災害・防災管理	①災害医療について ②災害時の初期行動	①災害発生時の連絡体制について理解し、初期行動を理解する
			感染	①スタンダードプリコーション ・手指衛生 ・個人防護具の選択と着用 ・血液・体液曝露予防策と曝露時の対応 ・廃棄物の適切な廃棄 ・滅菌物の適切な取扱 ・環境整備 ②感染経路別予防策 ・接触予防策 ・飛沫予防策 ・空気予防策 ③自身の感染予防行動（健康管理）	①感染予防策の基本を遵守する ・適切なタイミングで適切な方法による手指衛生を遵守する ・必要な個人防護具を選択し、適切に着脱、廃棄する ・血液・体液曝露を受けたときの初期対処行動を適切に実施する ・マニュアルや基準に従い廃薬物を適切に廃棄する ・滅菌物の適切な保管と使用を行う ・ケアの受け手の環境整備を行う ②感染が疑われるケアの受け手に対し、経路別予防策を行う ③日常の健康管理と有症状時の対応をとる

力		項目	学習内容	到達目標
協働する力	1. ケアの受け手を中心として、チームのメンバーが誰であるか理解できる	病態把握	①5大疾患に関する病態生理（レベルⅢ到達まで）・がん・糖尿病・脳血管障害・急性心筋梗塞・精神疾患（認知症）	①助言を得ながら、ケアの受け手の病態を理解する
助言を受けながらケアの受け手を看護していくために必要な情報が何かを考え、その情報を関係者と共有することができる		薬剤の取扱	①よく扱う薬剤の作用・副作用（インスリン、降圧薬・昇圧薬、カリウムなどを含む）②薬の安全な取り扱い（麻薬や向精神薬を含む）③薬剤投与④輸血	①よく扱う薬剤の基礎知識（作用と副作用）を理解した上で、薬剤投与時・中・後の観察を実施する②医薬品管理の留意点を理解して、安全に薬剤を投与する
助言を受けながらチームの一員としての役割を理解できる	2. ケアの受け手を取り巻く家族、多職種、地域を理解できる	救命救急	①新人看護職員研修ガイドラインにおける【救命救急処置技術】・意識レベルの把握・気道確保・人工呼吸②一次救命処置	①事例を用いて一次救命処置を実施し、助言を得ながらその実施の根拠を説明する②生命の危機的状況を発見した際の連絡体制を理解する
		チームでの協働	①新人看護職員研修ガイドラインにおける【組織における役割・心構えの理解と適切な行動】・チーム医療の構成員としての役割理解・同僚や多職種との適切なコミュニケーション②多職種間理解	①事例を用いて、関わるチームのメンバーが誰であるかの役割を説明できる②同僚や多職種との情報伝達場面で、情報を正しく伝える③カンファレンスに参加して、自身のもつ情報を発言して伝える④在宅・介護領域における「多職種情報共有シート」（日本看護協会版）を用いた多職種との情報共有について理解する

307

レベルⅠ　学習内容(3/4)

到達目標：基本的な看護手順に従い必要に応じ助言を得て看護を実施する

項目	行動目標	学習目標	項目	知識の例	実践（OJT）
看護実践における技術的側面 ／ 協働する力	助言を受けながらケアに必要と判断した情報を関係者から収集することができる／ケアの受け手を取り巻く関係者の多様な価値観を理解できる／連絡・報告・相談ができる	3. 責任をもって連絡・報告・相談する必要性を理解し、実施できる／4. ケアの受け手を取り巻く医療・介護・福祉のしくみを理解できる	コミュニケーション／地域をみる視点	① 報告・連絡・相談／① 医療保険・介護保険の概要　② 地域社会における施設の役割の理解	① 日常の場面において、簡潔に不足のない報告・連絡・相談を行う／① 助言を得ながら、ケアの受け手が生活する地域の中で利用する社会資源を把握する　② 助言を得ながら、ケアの受け手が利用している医療保険・介護保険などの制度について把握する　③ 助言を得ながら、社会資源の過不足の検討の視点を理解する
意思決定を支える力	助言を受けながらケアの受け手や周囲の人々の思いや考え、希望を知ることができる／ケアの受け手や家族の話を聴け、誠実かつ真摯な態度で接することができる	1. 看護者の倫理綱領を理解する／2. ケアの受け手や家族の話が聴け、誠実かつ真摯な態度で接することができる	意思決定支援	① 新人看護職員研修ガイドラインの到達目標における【患者の理解と患者・家族との良好な人間関係の確立】・ケアの受け手のニーズの全人的な把握・ケアの受け手の尊重と受容的・共感的な態度・ケアの受け手や家族へのわかりやすい説明と同意の取得・家族の意向の把握と家族にしか担えない役割の判断と支援・守秘義務の遵守とプライバシー配慮・ケアの受け手中心のサービス提供の認識	① ケアの受け手や家族の話を誠実に聴く・受容的・共感的に聴くことができたか自身の態度を振り返る　② ケアの受け手や家族の思いや考え、自身の価値観を整理する　③ 助言を得ながら、意思表示が可能なケアの受け手について、ケアの受け手や家族の思いや考え、希望を確認する　④ 日常の看護提供場面において、ケアの受け手や家族へのわかりやすい説明による同意を得る

3. 自己と他者の価値観の違いを認め、ケアの受け手・家族のもつ苦しみ、悲しみ、喜びをありのままに受け入れることができる	倫理	①新人看護職員研修ガイドラインの到達目標における【看護職員としての自覚と責任ある行動】 ・医療倫理・看護倫理に基づいた人間の生命・尊厳とケアの受け手の人権擁護 ・看護行為によるケアの受け手の生命を脅かす危険性の認識 ・職業人としての自覚と倫理に基づく行動 ②看護者の倫理綱領 ③看護業務基準（2016年改訂版）	①看護の実践は看護者の倫理綱領や看護業務基準に基づくものであることを理解する ②看護師として自覚と責任を持った行動をとる ③日常の看護提供場面において倫理的に戸惑いを感じた場面について、看護者の倫理綱領と照らして、戸惑いを感じた理由を表現する
4. 意思決定支援が必要な場に参加し、ケアの受け手の権利に気づくことができる	看取り	①新人看護職員研修ガイドラインにおける【死亡時のケアに関する技術】 ・死後のケア	①自身の実践の場における、看取りの際の体制について理解する

到達目標：基本的な看護手順に従い必要に応じ助言を得て看護を実施する

項目	行動目標	学習目標	項目	知識の例	実践（OJT）
組織的役割遂行能力	病院理念、看護部理念、部署目標、組織の一員として理解できる	1. 自施設の理念、看護部の目標を理解できる 2. 自分自身の個人目標を立案することができる	目標管理	①目標管理とは ②組織目標と個人目標との関連 ③個人目標の設定の方法	①組織の一員として、目標管理の手法を用いて個人目標を設定することができる
	健康管理の必要性を理解し、助言を受ける責任ある行動がとれる	1. 助言を受けながら定期健康診断を受けることができる 2. 自分自身の心身の健康を維持することの重要性が理解できる 3. 自分自身の心身の健康に不調をきたした場合には、助言を受けながら対処行動がとれる	メンタルヘルス	①ストレスマネジメントについて ②セルフケアについて	①ストレスマネジメントについて理解できる ②セルフケアの方法を理解できる

資料編：看護クリニカルラダーレベル到達のための学習内容

	能力	学習内容	継続教育／看護研究	到達目標
教育・研究能力	専門職として継続教育の必要性が理解できる	1. 新人看護職員研修制度を知る 2. クリニカルラダー制度について理解する 3. 院内・院外の研修などに積極的に参加し、習得したことについて報告できる 4. 日本看護協会や、日本看護連盟の活動目的や内容を知ることができる	継続教育 ①新人看護職員研修体制と研修計画 ②看護基礎教育における到達目標と到達度	①新人看護職員として新人看護職員研修の基本的考えを理解する ②自施設の教育システムを理解することができる
	看護研究の意義や目的が理解できる	1. 日頃の看護場面の中で、疑問に感じることや問題となることをそのままにせず、問題意識を持てる 2. 院内・院外の看護研究発表会に参加し、看護研究の目的や必要性を理解できる	看護研究 ①文章の書き方 ②学会参加の心構え	①看護研究に取り組む必要性について理解できる ②文章のまとめ方がわかる

311

レベルⅡ 学習内容（1/4）

到達目標：標準的な看護計画に基づき自立して看護を実践する

項目	行動目標	学習目標	項目	知識の例	実践（OJT）
ニーズをとらえる力	自立してケアの受け手に必要な身体的、社会的、精神的、スピリチュアルな側面から必要な情報収集ができる	1. 情報収集の4つの側面からケアの受け手の全体像をとらえるために、看護上の問題を把握するために必要な情報を整理する方法が理解できる	身体面（疾患や障がい）	①解剖生理とフィジカルアセスメントの再確認 ②検査データ、画像データと疾患や病状、障がいとの関連 ③臓器の障害の程度の観察	①身体面（疾患や障がい）に関する情報収集方法について、以下を実施する ・検査データや画像データから、疾患や症状、障がいとの関連を説明する ・フィジカルアセスメントの結果から、疾患や症状、障害内容と解釈する ②経過に応じた疾患や障がいの観察をする ③比較的安定している状態に対して、正確なフィジカルアセスメントと適時性のある報告をする
	得られた情報をもとに、ケアの受け手の全体像としての課題をとらえることができる	2. 看護上の問題をとらえるために、ケアの受け手の情報を収集する内容および方法について理解できる	身体面（生活）	①疾患や障がいを持つケアの受け手の日常生活支援のためのフィジカルアセスメント ・運動・感覚器 ・住環境を考慮したアセスメント ・生活習慣を考慮したアセスメント	①疾患や障がいによる身体面（生活）への影響について、以下を実施する ・本人や家族、多職種から住環境や生活習慣を確認する ・住環境や生活習慣に応じて必要なフィジカルアセスメントを実施し、報告する ②疾患や障がいによる日常生活上の留意点を挙げる ③経過に応じた疾患や障がいによる日常生活行動の変化を挙げる ④ケアの受け手の苦痛・安楽の視点から、生活における不自由さを把握する
		3. 標準的な、根拠に基づいた看護過程が理解できる	精神面	①健康状態の変化に伴う精神面の変化 ②精神面のアセスメント	①健康状態の変化による精神面への影響に関する情報を、本人や家族、多職種から入手する ②精神面が日常生活や治療への影響について留意点を挙げる ③ケアの受け手の精神面における課題を整理する

312

			学習内容
ケアの受け手を考慮しつつ標準的な看護計画に基づくケアを実践できる	1)アセスメントを統合した患者の全体像を文章化する 2)ケアの受け手の全体像から、看護援助の必要とする課題を判断する	社会面	①健康状態の変化に伴うケアの受け手の社会面と周囲の人々への影響 ①健康状態の変化による社会面への影響に関する情報を、本人や家族、多職種から入手する ②ケアの受け手の社会面における課題や課題を整理する
		価値観や信念、QOLの側面のアセスメント	①価値観や信念、スピリチュアルな側面（スピリチュアルな側面） ①価値観や信念に関する側面について、以下を実施する ・疾患や生きることのとらえ方を理解するため、 ・生き方についての希望 ・将来への不安 ・自身の変化によるつらさ ・他者とのつながり ・疾患や生きることのとらえ方 ・言動や表情、行動や言動を観察する ・ケアの受け手の言動から、つらさや価値観について気づく。その言動を記録する ②ケアの受け手の価値観や信念の側面をアセスメントし、共感的な態度で接する
		ケアの受け手の全体像	①身体的、精神的、社会的、スピリチュアルな側面からのケアの受け手の全体像の要約 ②ケアの受け手の疾患や障がいによる体験理解 ①特に全体像をとらえて課題を判断したと感じるケアの受け手について、以下の点から記述する ・収集した情報を4つの側面で整理 ・整理した情報の関連 ・全体像の要約 ・多職種からの基本的な情報収集 ・過去の情報（健康状態や生活歴など）と現在の状況との関連
	1.自立して安全にケアを実施できるため、状況や場に応じた必要なケアができる	ケアの改善	①看護計画の評価 ②リフレクション ①基礎情報、看護計画、経過記録、看護サマリーを、正確に応じて記載する ②状況に応じて看護計画をタイムリーに評価・修正する ③リフレクションにより、自身の実施したケアの評価をする ④1人のケアの受け手に提供されているケアの全体を把握して整理し、記述する

313

レベルⅡ 学習内容(2/4)

到達目標：標準的な看護計画に基づき自立して看護を実践する

項目	行動目標	学習目標	項目	知識の例	実践（OJT）
看護実践における技術的側面　ケアする力	ケアの受け手の状況に応じた援助ができる	2. ケア実践に必要な情報の種類と内容、入手方法について理解できる	ケアの提供	①基本的な看護技術の再確認	①ケアの提供方法を確認し、ケアを安全に実施するための留意点を考慮して、情報を入手する ②ケアの受け手の状況に応じてケアの選択や実施について、事例を用いて説明する ③自立して正確に基本的な看護技術を実施する ④ケアの受け手の苦痛や安楽・安寧を確認しながら、基本的な看護技術を実施する
	ケアの受け手に対してケアを実践する際に必要な情報を得ることができる	3. 基本的な看護技術について、安全・安楽・安寧なケアを理解し安全な看護を提供するための方略が理解できる	安全	①事故発生時の看護記録 ②職業曝露防止対策 ③危険予知訓練の実施 ④暴言・暴力・クレームなどへの対応	①事故事例から、以下の点を理解する ・ガイドラインやマニュアルの視点から、自身の日々の実践において安全を確保するための方法 ・安全な看護を実践するための優先順位 ・事故発生時の看護記録（経時記録）②暴言・暴力・ハラスメントから自分の身を守る方法を理解する
		4. 状況に合わせてケア計画を立案した看護計画をタイムリーに評価・修正する	災害・防災管理	①災害看護の概要 ②災害時の看護師の役割 ③災害サイクルに応じた看護 ④今年度の災害防災訓練実施の概要	①災害発生時を想定した初期行動を実施する
			感染	①一般的に感染リスクとされるケアの受け手、部署、処置 ②医療関連感染とその予防策 ③感染対策上問題となる微生物 ④経路別予防策が必要な疾患とその対策	①ケアの受け手や実践の場における感染リスクをアセスメントし、看護計画を立案・実施する
			病態把握	①5大疾患に関する病態生理（レベルⅢ到達まで）・がん・糖尿病	①ケアの受け手の病態生理を理解したアセスメントを実施する

協働する力				
ケアの受け手を取り巻く関係者の立場や役割の違いを理解した上で、それぞれと積極的に情報交換ができる	1. ケアの受け手を中心として、関係するメンバーと情報交換の場の設定および、その場での情報交換方法が理解できる	・脳血管障害 ・急性心筋梗塞 ・精神疾患（認知症）		
関係者と密にコミュニケーションを取ることができる		薬剤の取扱 ①ハイリスク薬剤 ②主要な薬剤の薬理作用・副作用	①ハイリスク薬剤の基本知識（作用・副作用）を理解した上で、薬剤投与時・中・後の観察を実施する ②事例を用いて、主要な薬物について、ケアの受け手の年齢による特性に応じた留意点を説明する	
		救命救急 ①救急・急変時の看護記録	①事例（心肺停止以外）を用いて一次救命処置を実施し、その根拠を説明する ②事例を用いて、救急・急変時の看護記録を記載する	
看護の展開に必要な関係者を特定できる看護の方向性や関係者の状況を把握し、情報交換ができる	2. ケアの受け手が利用可能なサービスを把握することができる	チームでの協働 ①多職種の専門性 ②看護の専門性 ③情報伝達 ・メンバーとの情報交換の場や情報交換方法 ・情報伝達スキル（SBARなど）	①同僚や多職種との情報伝達場面で、看護の方向性をわかりやすく伝える ②カンファレンスや調整会議において、目的や各職種の役割を理解した上で、必要な情報の収集と提供を行う ③チームでの協働について、事例を用いて、以下の点について課題を記述する ・協働のタイミング ・情報収集	
		コミュニケーション ①協働するメンバーへの意見の伝え方	①ケアの受け手や家族、多職種とのコミュニケーションにおける自己の課題を、事例を用いて理解する	
		地域をみる視点 ①地域包括ケアシステムの概要 ②自施設でよく用いる社会資源	①ケアの受け手に関わる地域内の施設や職種を把握する ②ケアの受け手の療養やその役割を理解する ③ケアの受け手の社会資源の過不足について検討する	

到達目標：標準的な看護計画に基づき自立して看護を実践する

項目	行動目標	学習目標	項目	知識の例	実践（OJT）
意思決定を支える力 看護実践における技術的側面	ケアの受け手や周囲の人々の思いや考え、希望を意図的に確認することができる 確認した思いや考え、希望をケアに関連づけることができる	1. 意思決定プロセスについて理解する 2. ケアの受け手の価値観や思いを反映したケアを計画・実施する重要性を理解し、実施できる	意思決定支援	① 意思決定プロセス ・意思決定場面 ・意思決定のパターン ・意思決定に関わる情報の収集方法 ② インフォームドコンセント ・インフォームドコンセント同席の目的の理解 ・看護師の役割 ・ケアの受け手や家族の受け止めの確認	① 意思決定支援の必要な場面に参加し、ケアの受け手や家族の思いや考え、希望、理解度を確認する ② ケアの受け手に提供されているケアの全体像を把握した上で、意思決定支援の場面に参加する ③ ケアの受け手や家族の思いや考え、希望から、価値観を推察する ④ 価値観や思いを反映したケアの計画・実施について、事例を用いて説明する
			倫理	① 倫理的問題と課題 ・倫理原則の理解を深める ・事例を通じて倫理原則の考え方を学ぶ	① ケアの受け手や周囲の人々の人権を尊重した行動をする ② 日常の看護提供場面における倫理的ジレンマに気づき、発言して表現する ③ 倫理的ジレンマから、倫理問題や課題を検討する ④ 倫理問題の所在に気づくとともに、どうすべきかを考え行動できる
			看取り	① 人生の最終段階における状態変化 ② 看取りに関する法規やガイドライン ・医師法 ・人生の最終段階における医療の決定プロセスに関するガイドライン	① 事例を用いて、人生の最終段階における状態変化を理解する ② 事例を用いて、「人生の最終段階における医療の決定プロセスに関するガイドライン」に沿ったケアの実施について確認する

組織的役割遂行能力	病院理念、看護部目標・部署目標を理解した上で、個人目標を立案し目標達成に向けた行動ができる	1. 自施設の理念、看護部の目標が理解できる	目標管理	①現状分析の方法 ②演習	①自己分析の結果をもとに個人目標を設定し取り組むことができる
		2. 組織の目標を理解して、達成可能な個人目標を立案でき実践できる			
		3. 定期的に自分自身の行動を評価・修正できる			
		4. チームの一員としての役割を理解し、他のメンバーと協力して目標達成に向けて行動できる			
	自己管理能力を身につけ、自立して責任ある行動がとれる	1. 自主的に定期的な健康診断を受けることができる	メンタルヘルス	①認知 ②コントロール感覚 ③コミュニケーション	①セルフケアの方法を理解し自己管理ができる
		2. 自分自身の心身の健康を維持できる			

到達目標：標準的な看護計画に基づき自立して看護を実践する

項目	行動目標	学習目標	項目	知識の例	実践（OJT）
組織的役割遂行能力		3. 自分自身の心身の健康に不調をきたした場合には、速やかに対処行動がとれる			
		4. 自分自身の感情をコントロールすることができる。			
教育・研究能力	専門職として継続教育に取り組むことができる	1. 新人看護職員研修制度を理解する	継続教育	①新人看護職員研修における実地指導者の役割 ②新人看護職員が陥りやすい研修上の問題や困難とその理解方法	①新人看護職員研修の基本的な考え方を理解する ②看護技術チェックリストに則り指導ができる
		2. 学生や新人看護師に対して、指導者として、ふさわしい態度で接することができる			
		3. クリニカルラダー制度に主体的に取り組み、看護実践能力を高める			

看護研究のプロセスを理解できる	1.日頃の看護場面において、研究的視点で疑問に感じることなどを看護研究のテーマとして扱うことができる 2.看護研究の基礎的知識を習得できる	看護研究	①看護研究への取り組み ②看護研究の倫理的配慮について ③文献検索と活用方法 ④研究計画書の作成	①看護研究の基礎知識を身につけ、看護研究のプロセスについて理解できる

レベルⅢ　学習内容(1/3)

到達目標：ケアの受け手に合う個別的な看護を実践する

項目	行動目標	学習目標	項目	知識の例	実践（OJT）
ニーズをとらえる力	ケアの受け手に必要な身体的,精神的,社会的,スピリチュアルな側面から個別性を踏まえた必要な情報収集ができる	1.ケアの受け手の健康状態全般（発達段階や病期および病態,認知症の有無や健康維持期など）に応じた情報収集を行う意味が理解できる	身体面（疾患や障がい）	①呼吸不全のアセスメント ②心不全のアセスメント ③病態の判断 ④急性増悪の判断	①発達段階や病期および病態,認知症の有無など,健康度に応じた情報収集から,優先度の高いニーズを判断し,健康状態全般に応じた情報収集を行う意味を説明する ②複雑な状況（例：複数疾患,急激な状態変化など）において,疾患や障がいの経過に応じた優先度の高いニーズを判断し,説明する ③呼吸不全/心不全に対して,状況や優先度に応じたフィジカルアセスメントを行い,説明する
		2.ケアの受け手の価値観・信念・信条・思いなどを尊重しながら,深く4つの側面からケアをとらえ,ケアの受け手の優先度の高いニーズを判断する方法が理解できる	身体面（生活）	①ケアの受け手のセルフケア能力向上に向けたニーズのとらえ方 ・セルフケア支援のための看護師の役割 ・病状理解の確認 ・セルフケアのマネジメント ・行動の動機づけ	①生活習慣や生活の変化などを踏まえたセルフケア能力向上に向けたニーズの判断について,事例を用いて説明する ②ケアの受け手の苦痛・安楽・安寧を,スケールなどを用いて評価し,生活における不自由さを把握する
			精神面	①言語的・非言語的コミュニケーション	①ケアの受け手の精神面における状況や課題を,意図的なコミュニケーションから把握し,説明する
			社会面	①介護力のアセスメント ②地域の把握	①ケアの受け手の社会面における課題を,事例を用いて以下の点から説明する ・社会資源
			価値観や信条の側面（スピリチュアルな側面）	①価値観・信念・信条・思い,QOLを尊重するコミュニケーション方法 ・傾聴・共感・沈黙	①ケアの受け手の価値観・信念・信条・思いを,意図的なコミュニケーションから把握する ②ケアの受け手の感情表出を促進するコミュニケーションを実施する
看護実践における技術的側面	得られた情報から優先度の高いニーズをとらえることができる				

ケアする力				
ケアの個別性に合わせて、適切なケアを実践できる ケアの顕在的・潜在的ニーズをとらえ、ケアの方法に工夫ができる ケアの個別性をとらえ、看護実践に反映ができる	1. ケアの受け手の望む状況に合わせた安全・安楽・安寧を確保する方略を理解できる 2. ケアの受け手の顕在的・潜在的ニーズをどのように生かすのか、事例を用いて説明できる	ケアの受け手の全体像	①身体的、精神的、社会的、スピリチュアルな側面の情報のアセスメントの統合 ・看護理論の理解	①個別性を踏まえた判断について、以下の点を用いて整理する ・収集した情報を4つの側面で整理 ・整理した情報の関連 ・全体像の要約 ・科学的根拠と優先順位に基づく判断 ・ケアの受け手の価値観に応じたニーズの判断 ・過去の情報や未来の状況（退院後や疾患の経過）に関する時間軸を広げた情報収集 ③ケアの受け手の価値観や信条の側面に関するニーズについて、多職種と情報共有し、専門家の介入の必要性を判断する
		ケアの改善	①エビデンスに基づくケア ・エビデンスの活用 ・研究成果の実践への反映	①ケアの改善について、事例を用いて以下の点から説明する ・根拠に基づく自律的な評価 ・データの活用 ・エビデンスの活用 ・ケアの改善に向けた適切な資源の活用 ・ケアの再構築 ②複数のケアの受け手に提供されているケアの全体を把握した上で、ケアの優先度を判断し、説明する
		ケアの提供	①セルフケア能力の向上支援 ・病状理解と生活のコントロールの支援 ・重症化予防への支援 ②療養生活の安定支援 ③早期在宅復帰支援 ④苦痛の緩和（安全・安楽・安寧の確保）	①ケアの受け手の顕在的・潜在的ニーズのケアへの反映について、事例を用いてセルフケア能力の向上支援を説明する ②個別性を踏まえた看護について、事例を用いて以下の点から説明する ・療養生活の安定支援あるいは早期在宅復帰支援の点から個別性をふまえた看護の計画・実施・評価 ・苦痛の緩和の点から、個別性をふまえた看護の計画・実施・評価

レベルⅢ 学習内容(2/3)

到達目標：ケアの受け手に合う個別的な看護を実践する

項目		行動目標	学習目標	項目	知識の例	実践（OJT）
ケアする力	看護実践における技術的側面		3.ケアの受け手の個別性を反映させた看護実践とは何かについて、ケアの全体を把握して整理し、事例を用いて説明できる	安全	①事故要因分析の手法	①日常の看護提供場面における事故発生のリスクに気づき、解決策を立案する ②暴言・暴力・ハラスメントに対して対応・防止する ③事故事例を用いて、事故発生の要因を分析し、解決策を立案する
				災害・防災管理	①自部署の災害訓練の組み立て方 ②自部署の災害訓練の実際 ③自部署の災害発生時の手直し、院内の災害マニュアルに沿って、発災時の自部署の役割を明確にする	①自部署の防災訓練の企画運営について理解できる
				感染	①感染発生時の拡大予防策 ②最新の感染対策や感染症に係る情報	①感染発生状況や動向を把握して、感染対策実施状況を評価する ②感染発生時に、マニュアルや基準に沿って感染拡大防止の対応を実施し、その情報を共有する ③適切な感染リスクのアセスメントと対策の推進のために、ハイリスクなケアの受け手に関するカンファレンスを企画する
				病態把握	①5大疾患に関する病態生理（レベルⅢ到達まで） ・がん ・糖尿病 ・脳血管障害 ・急性心筋梗塞 ・精神疾患（認知症）	①病態理解に基づいてアセスメントから、症状緩和あるいは悪化しないためのケアを実施し、説明する
				薬剤の取扱	①主要な薬物の相互作用 ②複雑な状況におけるハイリスク薬剤の使用	①薬物の作用を考慮したケアを実施し、説明する ②ケアの受け手の症状や副作用から、薬物の使用の有無や増減などの検討の必要性を提案する

力	学習目標		項目	学習内容（項目）	学習内容
協働する力	ケアの受け手の個別的なニーズに対応するために、その関係者と協力し合いながら多職種連携を進めていくことができる ケアの受け手とケアについて意見交換できる 積極的に多職種に働きかけ、協力を求めることができる	1.ケアの受け手へのケアの目標達成に向けて関係するメンバーと検討する方略を理解できる	救命救急	・がんにおける麻薬の扱い ①急変の予測 ・呼吸、循環、意識の評価 ②救命救急場面におけるリーダーシップ ③救命救急時の心理的支援	①事例を用いて、呼吸、循環、意識の状態から、急変を予測して説明する ②事例を用いて、救命救急場面におけるリーダーシップを発揮して対応する ③事例を用いて、ケアの受け手の家族や周囲の人々に配慮しながら対応する ④事例を用いて、SBARを用いて報告をする
			チームでの協働	①コンサルテーション ②カンファレンス	①コンサルテーションについて、事例を用いて以下の点から説明する ・専門家や多職種の専門性 ・自身の能力 ・役割 ・コンサルテーションを判断する根拠 ②カンファレンスについて、事例を用いて以下の点から説明する ・ケアの受け手の状況に応じたタイミング ・参加者 ・カンファレンスで解決すべき課題 ・必要な情報提供 ・カンファレンスの目的達成 ③多職種カンファレンスについて、事例を用いて以下の点から説明する ・多職種の役割 ・多職種の中で看護師としての発言 ・多職種連携の中での看護師の役割 ・多職種連携の必要性
			コミュニケーション	①アサーティブコミュニケーション	①コミュニケーションについて、事例を用いて以下の点から説明する ・意図的なコミュニケーションによるケアの目標達成 ・相手の意見の受け止め方と理解 ・意見の伝え方

レベルⅢ 学習内容(3/3)

到達目標：ケアの受け手に合う個別的な看護を実践する

項目	行動目標	学習目標	項目	知識の例	実践（OJT）
看護実践における技術的側面 協働する力	ケアの受け手や周囲の人々の意思決定に必要な情報を提供できる		地域をみる視点	①自施設周辺の地域包括ケアシステムの特徴と自施設の役割 ②施設外の社会資源へのアプローチ	①地域連携について、事例を用いて以下の点から説明する ・地域の施設の内容や役割 ・調整の内容や方法 ②ケアの受け手の療養の場やその役割を理解した上で、地域連携における自身の役割を説明する（可能であればケアの受け手の療養の場や他施設などを訪問する） ③ケアの受け手の希望する生活のために必要となる社会資源の過不足について検討し、コンサルテーションなどをする
意思決定を支える力	ケアの受け手や周囲の人々の意思決定に必要な情報を提供できる ケアの受け手や周囲の人々の意向の違いが理解できる ケアの受け手や周囲の人々の意向の違いを多職種に代弁できる	1.ケアの受け手に対する意思決定を支援する要因を理解し、関係者とともに支援をする方略を理解できる	意思決定支援	①権利擁護 ・意思表示が困難なケアの受け手（例：認知症、小児など）への支援 ・意思決定能力の判断 ・意思決定までの時間的猶予 ・アドボカシー	①意思決定支援について、事例を用いて以下の点から説明する ・ケアの受け手の思いや考え、希望 ・意思決定支援に関わる情報の整理 ・意思決定までの時間的猶予 ・ケアの受け手の意思決定能力 ・情報提供の内容と方法 ・ケアの受け手の意思決定のための看護の計画・実施・評価 ②意思決定が困難な状況（例：意思表示の困難な場合など）における支援について、事例を用いて以下の点から説明する ・ケアの受け手の権利擁護 ・ケアの受け手の周囲の人々の意向 ・多職種への代弁 ・多職種等チームとの検討

			倫理	①看護の社会的責務 ・看護業務基準（2016改訂版）の活用 ・看護者の倫理綱領の活用	①倫理的ジレンマから，倫理的問題や課題を明確にして説明する ②日常の看護提供を振り返り，看護業務基準（2016年改訂版）や看護者の倫理綱領を用いて，自身の役割や責任を関連づけて理解する ③倫理的ジレンマについて，相談行動をとる
			看取り	①人生の最終段階における苦痛の緩和 ②臨死時（または看取りの場面）のケアの受け手や周囲の人々への配慮とコミュニケーションのとり方	①事例を用いて，人生の最終段階における苦痛の緩和を実施する ②臨死期のケアの受け手の尊厳を守り，周囲の人々の心情に配慮したケアや声かけを実施する
組織的役割遂行能力	**病院理念，看護部目標・部署目標を理解した上で，個人目標を立案し目標達成に向けた行動ができ，客観的な視点で，自分自身の行動を評価・修正することができる**	1. 組織の目標を理解した上で，具体的な個人目標を立案し，計画に基づいて行動できる 2. 定期的に，客観的な視点で自分自身の行動を評価・修正できる 3. 部署のチームリーダとして，組織目標の達成に向けて，積極的な行動がとれる	目標管理	①キャリア開発と目標設定 ②演習	①自己分析した結果をもとに，看護部目標・部署目標を踏まえた個人目標の設定を行うことができる

項目	行動目標	学習目標	項目	知識の例	実践（OJT）
組織的役割遂行能力	自己管理能力を高めると共に、所属する職場環境の改善に向けて行動がとれる	1. 自部署のメンバーの心身の変化に気づくことができる	メンタルヘルス	①ラインケアの理解 ・職場環境などの把握と改善 ・メンタル不全者の発見	①ラインケアの効果について理解できる
		2. 心身の健康にて不調をきたしたメンバーに適切にかかわることができる			
		3. 自分自身の感情をコントロールすることができる			
教育・研究能力	専門職として継続教育に取り組み、新人や看護学生に指導的にかかわり、指導者としての役割を担うことができる	1. 新人看護職員研修制度を理解した上で、指導者としての役割を果たせる	継続教育	①指導困難事例についてグループワークを行い、指導方法を考える	①クリニカルラダーレベルⅠ・Ⅱの看護職員に指導的にかかわることができる
		2. クリニカルラダー制度に主体的に取り組み、自分自身の看護実践能力を高めること			

326

看護研究にチームの一員として参画することができる		看護研究		①看護研究にチームの一員として参画することができる
1. 自己の看護研究テーマを研究計画書に沿って明らかにし，臨床に直結した看護研究を進めることができる 2. 看護研究メンバーとして参画できる。	共に，その成果を自部署の看護に反映できる 3. 主体的な姿勢を持って，自己研鑽に励むことができる。		①研究方法の種類 ②抄録（論文）の構成と発表の仕方	

参考文献

- 日本看護協会(編)：看護実践研究・学会発表のポイント Q&A 上巻　研究テーマの選択から学会発表へ. 日本看護協会出版会, 2013.
- 日本看護協会(編)：看護実践研究・学会発表のポイント Q&A 下巻　論文作成から投稿へ. 日本看護協会出版会, 2013.
- 藤田和夫(編)：これならできる看護研究. 照林社, 2007.
- 南裕子(編)：看護における研究. 日本看護協会出版会, 2008.
- 日本看護協会専門職業務課(編)：災害看護のあり方と実践. 日本看護協会, 1998.
- 日本看護協会(編)：看護に活かす基準・指針・ガイドライン集2021. 日本看護協会出版会, 2021.
- 財団法人山梨厚生会塩山市病院看護管理決定事項ファイル.
- 厚生労働省：終末期医療の決定プロセスに関するガイドライン. 2007.
- 日本環境感染学会：医療機関における新型コロナウイルス感染症への対応ガイド, 第3版. 2020.
- 福井トシ子・齋藤訓子(編)：診療報酬・介護報酬のしくみと考え方, 第5版. 日本看護協会出版会, 2020.
- 看護技術スタンダードマニュアル作成委員会(編), 川島みどり(委員長)：看護技術スタンダードマニュアル. メヂカルフレンド社, 2006.
- 上谷いつ子(編)：病態を見抜き, 看護にいかすバイタルサイン. 中央法規, 2019.
- 医療情報科学研究所(編)：フィジカルアセスメントがみえる. メディックメディア, 2015.
- 小林小百合(編)：根拠と写真で学ぶ看護技術1 生活行動を支える援助. 中央法規出版, 2011.
- 石松伸一, 藤野智子, 道又元裕, 後藤順一(監)：すごく役立つ患者を守れる臨床スキル. 学研メディカル秀潤社, 2019.
- 古橋洋子(監)：患者さんの情報収集ガイドブック. メヂカルフレンド社, 2010.
- 福井次矢, 浅井篤, 大西基喜(編)：臨床倫理学入門. 医学書院, 2003.
- 鶴若麻理, 倉岡有美子(編)：臨床のジレンマ30事例を解決に導く看護管理と倫理の考えかた. 学研メディカル秀潤社, 2014.
- 東京慈恵会医科大学附属病院看護部・医療安全管理部(編)：ヒューマンエラー防止のための SBAR/Team STEPPS —チームで共有！医療安全のコミュニケーションツール. 日本看護協会出版会, 2014.
- 横江金夫(著), 山田茂生(監)：失敗しない介護施設選び. 幻冬舎, 2015.
- 森田汐生(著)：心が軽くなる！気持ちのいい伝え方. 主婦の友社, 2015.
- 福井大学医学部附属病院看護部(編)：新看護方式 PNS 導入・運営テキスト—導入から運営, 監査・評価, フィードバックまで. 日総研出版, 2014.
- D.F.ポーリット, B.P.ハングラー, 近藤潤子(監訳)：看護研究—原理と方法. 医学書院, 1994.

● 秋ゆたか：サクサク看護研究—AKI 先生の転ばぬ先の杖. 中山書店, 2006.

● 深澤優子：SWOT／クロス分析—看護事例でわかる部署目標・戦略策定. 日総研出版, 2015.

● 奥山美奈：ナビトレ ナース必修対人力を磨く 22 の方法—みなっち先生の人間関係すっきりセラピー. メディカ出版, 2011.

● 経済産業省経済産業政策局産業人材政策室（編），河合塾（制作・調査）：社会人基礎力育成の手引き—日本の将来を託す若者を育てるために 教育の実践現場から. 朝日新聞出版, 2010.

● 倉岡有美子：看護師長として成長しつづける！ 経験学習ガイドブック. 医学書院, 2019.

● 公益社団法人日本看護協会（編）：看護実践能力の向上にむけて「看護師のクリニカルラダー（日本看護協会版）」活用ガイド. 日本看護協会出版会, 2019.

欧文索引

編集・執筆者一覧

編集

上尾中央医科グループ協議会　看護本部看護教育部

編集協力

島尻美恵　　上尾中央医科グループ協議会　看護本部看護教育部　部長

三須真紀　　医療法人社団協友会　横浜なみきリハビリテーション病院　看護部長

大山美和子　医療法人社団協友会　八潮中央総合病院　看護部長

執筆（五十音順）

大山美和子　医療法人社団協友会　八潮中央総合病院　看護部長

木村真琴　　医療法人社団協友会　八潮中央総合病院　看護部科長

佐久間紀香　医療法人社団愛友会　伊奈病院　看護部科長・緩和ケア認定看護師

島尻美恵　　上尾中央医科グループ協議会　看護本部看護教育部　部長

瀧澤美紀　　医療法人社団協友会　八潮中央総合病院　看護部科長

花澤由紀子　上尾中央医科グループ協議会　看護本部看護教育部　科長

三須真紀　　医療法人社団協友会　横浜なみきリハビリテーション病院　看護部長

撮影施設

医療法人社団協友会　八潮中央総合病院

撮影協力

島尻美恵　　上尾中央医科グループ協議会　看護本部看護教育部　部長

三須真紀　　医療法人社団協友会　横浜なみきリハビリテーション病院　看護部長

大山美和子　医療法人社団協友会　八潮中央総合病院　看護部長

花澤由紀子　上尾中央医科グループ協議会　看護本部看護教育部　科長

木村真琴　　医療法人社団協友会　八潮中央総合病院　看護部科長

写真撮影

浅田悠樹

看護クリニカルラダーレベル到達のための
学習ガイドブック

初版発行　　　2022 年 3 月 20 日

編集　　　　上尾中央医科グループ協議会看護本部看護教育部
発行者　　　荘村明彦
発行所　　　中央法規出版株式会社
　　　　　　〒110−0016　東京都台東区台東3−29−1　中央法規ビル
　　　　　　TEL　03−6387−3196
　　　　　　URL　https://www.chuohoki.co.jp/
DTP・印刷・製本　広研印刷株式会社
装幀・本文デザイン　二ノ宮匡
カバーイラスト　Dotted Yeti / Shutterstock.com
本文イラスト　イオジン, 藤田侑巳

ISBN 978-4-8058-8461-4